SANTÉ – SOCIÉTÉ – VIVRE ENSEMBLE

MIEUX VAUT GUÉRIR QUE PRÉDIRE

Pr DIDIER RAOULT

SANTÉ – SOCIÉTÉ – VIVRE ENSEMBLE

MIEUX VAUT GUÉRIR QUE PRÉDIRE

Michel LAFON POCHE

Du même auteur

Les Nouvelles Maladies infectieuses, « Que sais-je ? », Presses universitaires de France, 1999.
Les Nouveaux Risques infectieux : grippe aviaire, SRAS, et après ?, Lignes de repères, 2005.
Dépasser Darwin, Plon, 2010.
De l'ignorance et de l'aveuglement : pour une science postmoderne, Ebook Kindle, Amazon, 2012.
Votre santé. Tous les mensonges qu'on vous raconte et comment la science vous aide à y voir clair, Éditions Michel Lafon, 2015.
Arrêtons d'avoir peur !, Éditions Michel Lafon, 2016.

118, avenue Achille-Peretti – CS 70024
92521 Neuilly-sur-Seine Cedex
www.michel-lafon.com

À mon épouse,
car « vivre ensemble »
est un enchantement.

PRÉFACE

Pourquoi ce livre ?

Pourquoi écrire des rubriques dans un journal de grande audience (*Le Point*) et les regrouper dans un ouvrage ? Parce qu'il me paraît indispensable que le public soit judicieusement renseigné sur les questions importantes qui concernent sa santé, sans qu'on l'affole par des promesses de catastrophes problématiques et des affirmations fantaisistes. La santé – physique et morale – est un bien précieux avec lequel on ne doit pas jouer sous prétexte de faire du scoop ou du chiffre. Or la santé morale, elle aussi, est altérée par un climat d'angoisse entretenu dans beaucoup de médias, concernant l'avenir de la Terre et de ses habitants : climat perturbé, terrorisme, guerres bactériologiques, prévisions apocalyptiques en tout genre. C'est la raison pour laquelle je me suis souvent penché sur des sujets de société, m'octroyant une certaine légitimité à le faire, sur laquelle je m'exprimerai ici même.

En tant que chercheur, je suis ou j'ai été rédacteur en chef ou rédacteur adjoint de la plupart des journaux scientifiques de maladies infectieuses du monde. Cette presse est rigoureuse : elle exige un investissement personnel dans la recherche, la hiérarchisation des sources, et une totale neutralité, indépendante des idées morales ou politiques qu'on pourrait avoir a priori, de ses propres émotions ou de la mode. Et il m'a semblé que cette manière de concevoir les choses pouvait contribuer utilement à la diffusion de la connaissance dans le grand public, car je suis frappé par le décalage entre la connaissance des scientifiques et celle du reste du monde.

Mais avant que je sois un chercheur reconnu, j'ai eu l'opportunité d'informer le grand public par voie de presse. À vingt-huit ans, je suis devenu rédacteur adjoint, puis rédacteur en chef du journal *Méditerranée Médical*, disparu par la suite lors d'une opération de concentration des médias… Plus tard, lorsque je suis devenu président de l'université de la Méditerranée, de 1994 à 1999, j'ai eu à traiter les problèmes les plus divers, et je me suis vu attribuer des missions qui dépassaient largement le cadre purement médical : entre autres, celle de restructurer complètement l'école de journalisme de Marseille. Elle était en très mauvais état. J'ai dû la réinstaller dans de nouveaux locaux, la réorganiser, changer une partie des enseignants. J'ai tenté de créer des branches d'enseignement de science et journalisme, de santé et journalisme, que je crois nécessaires. Malheureusement elles ont disparu ultérieurement car mon successeur n'en voyait pas l'utilité.

Quoi qu'il en soit, cette restructuration m'a beaucoup éclairé sur le fond et sur les stratégies des écoles de journalisme. Parmi les rencontres que j'ai eu à faire, deux des plus cyniques journalistes avec qui je me suis entretenu se sont moqués de ma naïveté. Le premier, à qui j'avais dit « Il est quand même ennuyeux que vous ne transmettiez pas de l'information éducative et vérifiée », m'a rétorqué que ce qui l'intéressait c'était de vendre des journaux et que chaque journal est une entreprise commerciale. Par exemple, pour *Le Provençal* (l'ancêtre de *La Provence*), le meilleur sujet était une victoire de l'OM, qui faisait augmenter les ventes de 25 %. Alors les objectifs pédagogiques… Le deuxième journaliste, à qui je disais que le côté éphémère de la presse me surprenait et qu'on pouvait voir publié le lendemain l'inverse de ce qui avait été dit la veille, m'a fait remarquer avec beaucoup d'autorité (et un cynisme égal à celui de son confrère) que si cela s'appelait un « journal » c'est parce qu'il exprimait la « vérité du jour ». Le lendemain était un autre jour, on oublierait et on passerait à autre chose… Nous étions alors dans les années 1990, à l'époque de la version papier. Cela s'est bien entendu accéléré d'une manière phénoménale avec Internet, et tous les jours, pour ce qui concerne simplement mon domaine, si je regarde Google actualités santé, j'y trouve au moins dix annonces dont six sont entièrement fantasques et dont la durée de vie ne dépasse pas quelques heures. Il y a d'ailleurs des sites spécialisés dans l'information médicale volatile ! Comment la personne qui surfe sur la vague quotidienne de ces informations pourrait-elle les hiérarchiser, séparer le vrai du faux, en tirer le moindre profit et en éviter les nuisances éventuelles ?

Il semble en outre qu'aujourd'hui les journalistes, même s'ils ont étudié leur sujet, rechignent à faire l'analyse des renseignements qu'ils ont récoltés. Est-ce parce qu'ils ne se sont pas appuyés sur des sources sûres et convaincantes, ou pour des raisons de lectorat et d'audience ? La grande mode, désormais, est aux débats contradictoires. Deux intervenants – ou plus – s'écharpent à qui mieux mieux, affirmant l'un une chose et l'autre son contraire, sans trop se soucier du sérieux de leurs assertions ni de la rigueur scientifique de leurs références. C'est sans doute plus « vendeur » comme spectacle, mais un spectacle est fait pour divertir, pas pour apprendre. Comment le public y puiserait-il la moindre information fiable donc utile ? Tout cela peut se révéler dangereux.

De plus, qu'une victoire spectaculaire au foot ou un événement d'envergure – dramatique ou réjouissant – fasse grimper la vente des journaux et l'audience des émissions de radio ou de télévision n'empêche pas les Français de discourir à l'envi, « désespérés », sur les temps qui changent (en mal, bien sûr), les menaces qui les guettent et tous les malheurs qu'on leur promet avec une désinvolture condamnable.

La méthode d'investigation scientifique se montre beaucoup plus prudente. Elle s'en tient aux faits *prouvés*, sans se livrer à des conjectures fantaisistes. Cela permet d'avoir une vision plus pointue que celle qui biaise les débats de café du commerce. Et c'est moins nuisible. Car livrer aux lecteurs, auditeurs, téléspectateurs ou internautes des affirmations incontrôlées sur les maladies ou épidémies qui prétendument les menacent comme sur les drames écologiques ou sociétaux à venir revient à fausser la manière dont ils gèrent leur santé et leurs comportements, et cela peut avoir de graves conséquences.

C'est la raison pour laquelle j'ai pensé qu'il serait utile de rassembler dans un livre ces tribunes publiées par *Le Point*, dont certaines ont maintenant un certain âge, sur des sujets qui étaient agités à un certain moment. Bien entendu je revendique tout ce que j'ai écrit antérieurement, et ces communications étalées dans le temps montrent qu'on peut avoir une certaine constance dans la pensée dans la mesure où l'on s'appuie sur des données sérieuses, avec un esprit aussi autonome que possible. Je ne fais partie d'aucun clan, j'essaie dans chaque situation d'avoir une analyse neutre et dûment raisonnée, sans jamais oublier la bienveillance et la compassion qui font partie du métier de médecin. La pratique scientifique de haut niveau permet d'analyser de plus en plus rapidement les données dont on dispose, et par ailleurs je lis toutes les semaines les dix journaux scientifiques les plus importants dans le monde, ce qui me permet d'avoir une connaissance directe des sujets que j'évoque, y compris en dehors de mon domaine personnel.

L'autre raison qui m'a donné envie de publier ce recueil de chroniques est qu'à la relecture l'ensemble m'est apparu comme un excellent antidote à la pire maladie du siècle : la peur ! Pronostics pathologiques pour les êtres humains, agonie pour la planète : tout est matière à surenchérir, sape le moral des gens et donc dégrade leur physique. Le choc des attentats de Daech, dont on ne peut que déplorer les innocentes victimes, a réveillé de pas si vieilles paranoïas qui prêtaient au terrorisme des moyens de guerre qu'il n'a pas. Sans compter que la peur fait tache d'huile et gâche nos relations avec un monde musulman que nous côtoyions naguère, en France, sans problème. Or le bien vivre ensemble fait aussi partie du bien-être. Remettre les choses à leur juste place permet d'abandonner un pessimisme outrancier qui n'a pas de raison d'être.

*

* *

Cela dit, il y a encore beaucoup à faire pour améliorer l'état de la santé, ainsi que sa gestion, sur les plans politique et administratif, dans notre pays. Ce livre s'adresse donc, aussi, aux responsables qui auront en charge la mission de mener à bien le prochain quinquennat et en premier chef à celui ou celle qui aura l'honneur de présider aux destinées de la nation dans les prochains mois. C'est là un sacré défi à relever !

La formation médicale me semble devoir être repensée, la gestion des risques – épidémies et autres – est nettement améliorable et l'hôpital, lui, est un malade qui doit se soigner. L'abus du principe de précaution ne doit pas freiner la recherche, le tri dans les vaccins reste à faire, une éducation intelligente des jeunes générations pourrait peut-être éviter les guerres civiles, et, quand nos dirigeants auront accepté de brider un peu ce « totalitarisme doux » qui étouffe de contraintes tous les « entreprenants », je propose que, lorsqu'elles arrivent, les dispensateurs de l'information, quels qu'ils soient, annoncent aussi les bonnes nouvelles. C'est une question de santé publique !

Didier Raoult
Professeur de microbiologie, directeur de l'Unité de recherche des maladies infectieuses et tropicales émergentes à la faculté de médecine de Marseille, et directeur de l'Institut hospitalo-universitaire Méditerranée Infection

AVANT-PROPOS

Arrêtons d'avoir peur*

Les peurs d'hier ne sont pas celles d'aujourd'hui, mais elles ont un point commun : elles s'avèrent, la plupart du temps, infondées…

L'intérêt de vieillir, quand on a de la mémoire, est de pouvoir confronter les peurs d'il y a quarante ans à celles d'aujourd'hui. La peur du virus Ebola est née en 1976 ; je me souviens de son onde de choc, ayant pris en premier choix l'internat en maladies infectieuses en 1978. La peur d'Ebola s'est généralisée, et a même fait l'objet de différents best-sellers qui prétendaient que la grande peste du Moyen Âge, qui avait tué 30 % de la population européenne, était due à Ebola. Ce fantasme ressurgit régulièrement avec la crainte de l'usage du virus dans le cadre du bioterrorisme, ou

* 5 juin 2016 – lepoint.fr.

d'une épidémie européenne d'Ebola. Deux peurs aussi peu vraisemblables l'une que l'autre.

Une autre terreur récurrente est celle de la résistance aux antibiotiques. Dès les années 1970 se sont multipliées les déclarations selon lesquelles nous ne pourrions bientôt plus traiter les maladies infectieuses à cause de cette résistance aux antibiotiques. On parlait même de faire des salles de réanimation à usage unique, que l'on brûlerait ensuite afin d'éliminer tous les microbes multirésistants. Le microbe considéré à l'époque comme le pire des tueurs était *Serratia*. Il a depuis disparu de nos préoccupations. Actuellement, la grande peur est celle des bactéries porteuses de la résistance au carbapénème, l'antibiotique à tout faire de ces dernières années.

Une peur chasse l'autre

En dehors du champ médical, la grande peur concerne la température du globe. Dans les années 1970, on craignait un refroidissement, ce qui a abouti au protocole de Montréal de 1987, interdisant l'usage des aérosols afin de ne pas percer la couche d'ozone et glacer le monde ! Actuellement, on redoute une montée ininterrompue des températures, ce qui a aussi fait l'objet d'un consensus international avec la COP21.

Dans les années 1970, encore, la xénophobie était essentiellement liée au « péril jaune ». On craignait l'invasion des Chinois, l'Amérique était en guerre avec le Viêtnam, et les « Jaunes » (qui ne le sont pas plus que vous et moi) faisaient peur. Le film *Les Chinois à Paris*, de Jean Yanne, tournait cette crainte en ridicule. Actuellement, nous avons peur des musulmans, et cette angoisse s'exprime dans le succès du livre de Houellebecq *Soumission*.

Et bien sûr, il y a aussi les peurs liées à ce que nous mangeons. Il y a quarante ans, elles concernaient tous les colorants considérés comme profondément toxiques et donc à proscrire. D'une manière amusante, l'un de ces « dangereux » produits était l'acide citrique, issu du citron… Actuellement, ce sont plutôt les pesticides qui angoissent la population française.

Avec le recul, on ne peut pas dire si les menaces qui faisaient si peur il y a quarante ans ont eu un impact significatif sur la croissance de la population humaine ou sa longévité. Le problème auquel nous sommes confrontés est plutôt celui d'une population qui ne cesse de croître et de vieillir que celui d'une surmortalité liée à des dangers dont le temps a montré qu'ils étaient infondés.

– PREMIÈRE PARTIE –

VOTRE SANTÉ

Les peurs inutiles
Les vrais problèmes
Les grands remèdes

– 1 –

LES GRANDES PEURS : ENTRETENUES À TORT

N'ÉCOUTEZ PAS LES CASSANDRE DE LA SANTÉ !*

Les deux maladies les plus répandues dans les pays riches, l'infarctus du myocarde et la démence, déclinent...

L'avenir des maladies est incertain et imprévisible. Mais la tentation est si grande d'affoler des populations en leur affirmant que le pire nous est toujours promis... Il est difficile d'empêcher cette tendance, car les experts du métier n'ont aucun avantage à indiquer qu'il y a une chance que la maladie sur laquelle ils travaillent soit en train de disparaître.

Deux exemples extraordinaires illustrent cet aspect, dont l'un vient à peine d'être découvert. Premièrement, les infarctus du myocarde. Jusque dans les années 1970, on pensait que leur nombre n'arrêterait pas de grimper, en particulier du fait de l'augmentation du poids de la population et parce que aucune mesure corrective, comme la diminution de la consommation de tabac, n'avait été prise. En réalité, à partir de 1974, la proportion d'infarctus par tranche d'âge a commencé à diminuer, même s'il a fallu près de dix ans pour que les

* 16 mars 2016 – *Le Point* n° 2270.

autorités sanitaires reconnaissent ce fléchissement de la courbe, sans que personne y ait joué un rôle particulier. Un phénomène proche est en train de se dévoiler pour la démence, et ce contrairement aux prédictions catastrophistes sur l'augmentation de cette affection en raison du vieillissement des baby-boomers. Une étude récente[1] montre que le risque de démence a diminué de manière spectaculaire aux États-Unis depuis la fin des années 1980 : –44 %, surtout chez les individus ayant une éducation supérieure. Parmi les autres facteurs qui semblent avoir changé la donne : la diminution de la consommation de tabac et des hypertensions artérielles non traitées, et l'augmentation de la prise de statines, médicaments anti-cholestérol. Paradoxalement, l'augmentation du diabète et de l'obésité sur cette même période n'a pas eu d'effet négatif sur l'apparition de la démence. Ce constat nous montre une fois de plus que la prédiction est un art improbable.

Aucune institution, aucun organisme n'a jamais prévu le déclin des deux plus grandes maladies du siècle dans les pays riches : l'infarctus du myocarde et la démence. À l'inverse, aucun n'a prédit l'explosion du sida ou de l'hépatite C.

Pour mieux détecter l'évolution de phénomènes que nous connaissons pour l'instant extrêmement mal, il

1. « Incidence of Dementia over Three Decades in the Framingham Heart Study », *The New England Journal of Medicine*, 2016.

nous faut privilégier l'observation continue plutôt que de tenter de prévoir des désastres. Quoi qu'il en soit, voilà une bonne nouvelle dont chacun pourrait espérer qu'elle va faire la une des journaux, car nous sommes tous concernés. Je doute que ce soit le cas…

> Il nous faut privilégier l'observation continue plutôt que de tenter de prévoir des désastres.

NOTRE TERREUR FACE AUX VIRUS*

Au nom du principe de précaution, on terrifie gouvernements, autorités sanitaires et OMS.

L'annonce a ressuscité une des grandes peurs de l'homme. Des chercheurs américains ont reconstitué un virus similaire à 97 % à celui de la grippe espagnole. Celui qui a fait plus de 40 millions de morts à la fin de la guerre de 14-18. La hantise des hécatombes virales est l'une des plus anciennes craintes de l'humanité. Cette peur suscite régulièrement des vocations de docteur Mabuse qui reconstituent ou inventent des virus supposés avoir une virulence extrême.

Or, dans ce domaine, le nombre de publications scientifiques est inversement proportionnel à la mortalité ! Ces risques d'épidémie génèrent en moyenne 12 à 65 publications par mort dans de grandes revues scientifiques, quand les vraies maladies tueuses, comme l'hépatite B (1 500 décès tous les ans en France), les septicémies à *Escherichia coli* et à staphylocoque doré (2 000 morts chacune par an en France), ou les infections digestives à *Clostridium difficile* (15 000 victimes chaque année en Europe), sont négligées.

* 26 juin 2014 – *Le Point* n° 2180.

On sait, grâce aux analyses réalisées sur les cadavres conservés, que le virus de la grippe espagnole n'était pas plus sévère que les autres virus. Les victimes sont surtout mortes de surinfections bactériennes dues aux pneumocoques – contre lesquels il existe aujourd'hui un vaccin très efficace –, ainsi qu'aux staphylocoques et aux *Haemophilus* – dont le risque est actuellement neutralisé par les antibiotiques. La renaissance d'un épisode ressemblant à la grippe espagnole est donc impossible. On l'a vu avec les plus terrifiants des virus, qui sont les virus aviaires. En 2009, H1N1 a fait « seulement » 100 000 victimes dans le monde, H5N1, 362 morts, H7N9, 44 morts. Le coronavirus d'Arabie saoudite totalise jusqu'à présent 283 victimes. Le syndrome respiratoire aigu sévère parti de Hong Kong a tétanisé la planète, mais s'est arrêté spontanément, sans qu'on ait bien compris les raisons de son émergence et de sa disparition (800 morts). Quarante ans après son apparition, la fièvre d'Ebola nous rattrape. Or c'est oublier que, dans les épidémies, les facteurs écologiques locaux sont essentiels, c'est ce qui fait qu'elles ne se généralisent pas.

Nous connaissons les causes des grandes épidémies du passé. Elles ont été provoquées par la transmission respiratoire de maladies contagieuses (variole et rougeole), par des bacilles transportés par les poux et les puces (typhus et probablement épidémies de peste), ou par des infections sexuellement transmissibles comme la syphilis ou le sida dont on a redouté au début la contagion par contact – souvenons-nous de la proposition de Jean-Marie Le Pen d'ouvrir des « sidatoriums » ! Dans la seconde moitié du XXe siècle, les pires épidémies ont été le fait d'injections (sida, hépatites B et C). Mais nous ignorons encore ce qui a généré les pandémies grippales.

La résurgence de la grippe espagnole tient de la science-fiction. Un discours alimenté par des chercheurs qui, mandatés comme experts, ont intérêt à entretenir la peur. Au nom du principe de précaution poussé à l'extrême, ils terrifient gouvernements, autorités sanitaires nationales et OMS. Ce qui entraîne des dépenses inconsidérées pour des maladies dont le risque n'est pas avéré, et détourne l'attention du monde des vraies épidémies…

> Les facteurs écologiques sont essentiels dans les épidémies. C'est pourquoi elles ne se généralisent pas.

MALADIES INFECTIEUSES : FANTASMES OU VÉRITÉ ?*

On craint leur expansion, mais elles tuent de moins en moins.

Les maladies infectieuses ont un destin largement imprévisible. Il ne fait aucun doute que des épidémies ont bouleversé l'histoire de l'humanité. Certaines ne se reproduiront pas car nous sommes désormais armés pour lutter : le typhus, la typhoïde, la peste, le choléra (même si la gestion par l'Onu de l'épidémie de choléra en Haïti a entraîné des milliers de morts). Les épidémies les plus meurtrières de ces dernières années ont été celle du sida, qui est actuellement enrayée (2,5 millions de morts en 2005 – 1,2 million en 2014), et celle de l'hépatite C, qui sera contrée par les nouvelles stratégies thérapeutiques au fur et à mesure de leur diffusion dans les pays du Sud.

Il ne fait aucun doute aussi que, depuis quarante ans, toutes les peurs relatives aux épidémies sur lesquelles médias, OMS et gouvernements braquent les projecteurs se révèlent heureusement exagérées. Ainsi, nous n'observons aucune augmentation de la mortalité

* 10 décembre 2015 – *Le Point* n° 2257.

liée aux maladies transmises par les insectes ou par les tiques, et pourtant, depuis vingt ans, on me demande d'écrire des articles prédisant l'explosion, du fait du réchauffement de la planète, des maladies « vectorisées », dont je suis spécialiste… Quant à l'inquiétude liée à la résistance aux antibiotiques, c'est un serpent de mer qui, depuis quarante ans, apparaît et disparaît. En pratique, non seulement la mortalité des infections provoquées par des bactéries n'augmente pas, mais les chiffres montrent une diminution spectaculaire, entre 1990 et 2013, des infections bactériennes à la tuberculose (–28 %), des infections respiratoires basses, comme les bronchites, autrefois premier tueur du genre (–22 %), des infections respiratoires hautes telles que les angines ou les bronchiolites (–16 %), des méningites (–36 %), et depuis 2000 le paludisme a fait 60 % de morts en moins.

En clair, malgré les alertes successives sur l'augmentation des maladies liées au réchauffement de la planète, les nouvelles épidémies, respiratoires ou transmises par les insectes, n'ont pas eu d'effet à l'échelle mondiale. C'est le cas des grippes aviaires, dont il est de nouveau question [NDE : en 2015] – souvenons-nous des crises médiatiques autour du H5N1 et du H7N9 –, mais aussi de la vache folle, du SRAS, des bactéries « multirésistantes », du syndrome respiratoire du Moyen-Orient, d'Ebola ou du chikungunya. En réalité, les maladies infectieuses tuent de moins en moins et surtout des organismes déjà affaiblis. Cela ne veut pas dire qu'il n'y aura pas d'autres épidémies et que nous ne devons pas rester vigilants pour les détecter le plus tôt possible et mettre au point de nouveaux médicaments. Mais, ces dernières années, grâce à la diffusion des antibiotiques, à l'accès aux médicaments contre le sida, aux précautions d'hygiène et à la mise en place de moustiquaires imprégnées d'insecticide, les maladies infectieuses ont fortement régressé. À l'avenir, la généralisation de la vaccination contre l'hépatite B en Afrique, celle du traitement des hépatites C et la mise en place de stratégies permettant de diagnostiquer et traiter rapidement la tuberculose permettront probablement de faire reculer encore ces épidémies d'une manière très significative. Et si l'on arrêtait de se faire peur ?

> Les nouvelles épidémies, respiratoires ou transmises par les insectes, n'ont pas eu d'effet à l'échelle mondiale.

CESSONS DE NOUS ALARMER SUR L'ANTIBIORÉSISTANCE !*

Nulle menace à l'horizon : l'augmentation de la résistance des bactéries est un mythe.

Il y a une discordance importante entre l'émotion suscitée par la mortalité imputée aux bactéries multi-résistantes aux antibiotiques et ce que nous observons sur le terrain. Depuis plus de dix ans, nous avons mis en place à Marseille, pour la région Paca, un observatoire des résistances. Nous ne voyons pas d'augmentation globale de l'antibiorésistance. Certaines résistances apparaissent, d'autres disparaissent. Le fait le plus marquant est la diminution très spectaculaire de la résistance du staphylocoque doré, l'un des trois grands tueurs par infection bactérienne en France.

Bien entendu, si on se focalise sur l'augmentation des résistances dans un groupe bactérien précis, la vision est biaisée. Nos études, qui portent sur plus de 450 000 bactéries isolées, ne confirment pas, elles, l'augmentation générale des résistances. Il y a très peu de bactéries hautement résistantes en France.

---

* 15 octobre 2015 – *Le Point* n° 2249.

Concernant les bactéries qui résistent à leur antibiotique de référence, sommes-nous réellement désarmés ? Non. Il existe de nombreuses molécules antibiotiques – la France possède les deux tiers d'entre elles. Certaines anciennes molécules, même difficiles à importer et à utiliser, restent efficaces pour plus de 75 % des bactéries résistantes. La France et l'Europe essaient de trouver des solutions pour faire revivre ces molécules indispensables mais qui ne sont plus commercialisées faute de rentabilité. Enfin, autre idée reçue : les médecins généralistes ne sont pas la cause principale de la résistance aux antibiotiques ! En pratique, les nouvelles résistances sont observées dans les hôpitaux et chez des patients venant de l'étranger. Les bactéries observées en médecine de ville restent, elles, très sensibles.

Est-ce que, comme on l'entend souvent aussi, les infections aux bactéries multirésistantes sont particulièrement mortelles ? Toutes les bactéries pathogènes peuvent tuer, mais, s'il existe une alternative thérapeutique, les bactéries multirésistantes n'ont pas une mortalité supérieure à celle des bactéries sensibles aux antibiotiques. En fait, certaines bactéries résistantes perdent même beaucoup de leur virulence. Ainsi, les données réelles ne permettent pas de spéculer quant à une surmortalité significative due aux bactéries résistantes aux antibiotiques habituels.

Au final, cette émotion autour des antibiotiques inefficaces repose plus sur des déductions que sur des données réelles. Le désintérêt actuel de l'industrie pharmaceutique pour les antibiotiques prouve d'ailleurs, de façon crue, qu'il n'existe pas de besoin justifiant une stratégie industrielle de relance de la recherche sur ces molécules. La résistance aux antibiotiques pourrait un jour devenir un problème significatif, mais cela est du domaine de la prédiction, pas de la science !

> On observe, entre autres, une diminution très spectaculaire de la résistance du staphylocoque doré.

NE TIREZ PAS SUR LES ANTIBIOTIQUES !*

Il n'existe qu'une situation où ces traitements tuent. Et elle est parfaitement détectable.

Il faut le dire et le rappeler. Malgré la peur qui a saisi le monde entier concernant l'émergence de la résistance aux antibiotiques d'un groupe de bactéries, les antibiotiques continuent à sauver des vies. Comme expert auprès des tribunaux, j'ai plusieurs fois eu l'occasion de me prononcer sur des décès dus à l'absence de prise en charge thérapeutique par les antibiotiques : des pneumonies ou des angines qui ont dégénéré chez des sujets immunodéprimés, des infections respiratoires considérées comme virales alors qu'en réalité la plupart des infections respiratoires mortelles sont surinfectées, et cela est dû à la coexistence de virus et de bactéries. Ainsi, près de 10 % des enfants qui se présentent aux urgences avec une infection virale respiratoire ont aussi une bactérie pathogène dans le sang. La diffusion des antibiotiques est certes un facteur d'émergence des résistances en Inde et en Chine, mais elle a aussi fait régresser d'une manière très spectaculaire l'ensemble des pneumonies, première cause de mortalité. Depuis dix ans, les décès par maladies infectieuses ont diminué de 30 % dans le monde.

---

* 29 septembre 2016 – *Le Point* n° 2299.

Rien ne justifie donc cet état d'excitation qui a touché l'OMS face au risque d'antibiorésistance. En ce qui concerne la France, dans la revue exhaustive des mortalités par bactéries multirésistantes que nous avons menée à Marseille sur une période de deux ans et demi, nous n'avons pas trouvé un seul cas qui puisse être lié à un déficit d'efficacité des antibiotiques. Et aucun de mes collègues réanimateurs à Marseille ne s'est trouvé face à une situation d'impasse thérapeutique. Enfin, quand on analyse les rapports français, américain et de l'OMS sur le sujet, ils sont si indigents qu'ils n'auraient pas passé le seuil du *Journal européen des maladies infectieuses* (dont j'ai été rédacteur en chef).

En revanche, il existe une situation où les antibiotiques tuent. Cette situation est liée au déséquilibre du microbiote intestinal, en particulier chez les sujets âgés, quand ils sont porteurs d'une bactérie appelée *Clostridium difficile*. Cette bactérie que peu de gens connaissent est en réalité un des premiers tueurs bactériens dans notre pays (1 800 morts par an en France, 15 000 en Europe, 15 000 aux États-Unis). Cela n'a rien à voir avec le fantasme des bactéries multirésistantes. En pratique, lorsque les gens sont porteurs de cette bactérie et qu'ils reçoivent des antibiotiques à large spectre, en particulier les quinolones et les céphalosporines de troisième génération, dont l'accès devrait être restreint en prescription de ville, un déséquilibre de flore peut se produire chez les plus de soixante-cinq ans, et le risque est alors très important de faire une infection, dont la mortalité s'élève à 18 %. Il faudrait, avant de prescrire des antibiotiques à des patients atteints d'infection urinaire ou de pneumonie, vérifier dans leurs selles s'ils ne sont pas porteurs de cette bactérie, afin de ne pas transformer un traitement qui les guérit en un traitement qui les tue.

Pour le reste, si de nouveaux mécanismes d'antibiorésistance font leur apparition, la résistance globale, elle, n'augmente pas.

> Rien ne justifie l'état d'excitation qui a touché l'OMS face au risque d'antibiorésistance.

CONTRE LES BACTÉRIES, RIEN DE MIEUX QUE… LA GREFFE FÉCALE !*

Les infections intestinales sont en constante progression. Un traitement efficace consiste à injecter de la matière fécale dans le tube digestif.

La flore des microbes de notre tube digestif joue un rôle essentiel dans la lutte contre les microbes envahisseurs responsables de diarrhées, et parfois d'infections plus dangereuses du tube digestif. Parmi les infections intestinales les plus graves, celles liées au *Clostridium difficile* augmentent de façon inquiétante. Elles apparaissent souvent à cause d'un déséquilibre de la flore microbienne du tube digestif, provoqué par la prescription d'antibiotiques. Ce changement d'écosystème rend sensible à cette bactérie qui génère une inflammation du côlon parfois mortelle. Depuis quelques années, une épidémie d'infections due au *Clostridium difficile* sévit en Europe et aux États-Unis. Et pour cause, la bactérie s'attrape communément à l'hôpital, elle fait même partie, avec le staphylocoque doré et les norovirus – l'agent de la gastroentérite hivernale –, des trois microbes les plus fréquemment responsables d'infections hospitalières.

---

* 13 mars 2013 – lepoint.fr.

Comment faire accepter le traitement par les patients ?

Depuis longtemps, les scientifiques cherchent un moyen de restaurer une flore normale. Et l'une des armes les plus efficaces pourrait bien être la transplantation de microbes digestifs issus de la matière fécale d'individus sans troubles digestifs. C'est ce que laissent entendre les résultats publiés dans *The New England Journal of Medicine*, le meilleur journal médical du monde. Dans ce travail, en effet, 90 % des patients infectés par *Clostridium difficile* et rebelles aux traitements antibiotiques ont guéri après une transplantation de matière fécale. En pratique, il s'agit de réimplanter les matières fécales d'un sujet sain dans le tube digestif de malades souffrant de cette infection. Après une évacuation de leur tube digestif, les patients reçoivent, par endoscopie, une injection dans le côlon de matières fécales.

Cette stratégie expérimentale a encore besoin d'être évaluée. Il reste aussi à trouver les processus permettant de standardiser la matière fécale injectée, d'obtenir les autorisations administratives et de faire accepter le traitement par les patients.

Au-delà de l'avenir de la greffe fécale, la manipulation des microbes de nos muqueuses pourrait bien être l'enjeu majeur de la médecine du XXIe siècle.

POURQUOI SONT-ILS TOUS CONTRE L'E-CIGARETTE ?*

État, cigarettiers, buralistes... quand une coalition d'intérêts finit par nuire à la santé.

Le succès de la cigarette électronique a pris une telle ampleur – entre 1 et 2 millions d'utilisateurs en France – qu'elle a contribué à la chute spectaculaire des ventes de tabac : – 7,7 % en 2013. Soit 45 milliards de cigarettes de moins qu'en 2012 ! Tout le monde devrait s'en réjouir... Or, tout le monde (sauf les usagers) semble contre. Au point que l'e-cigarette est en passe d'être bientôt interdite dans *« certains lieux publics »*, comme l'a annoncé la ministre de la Santé, Marisol Touraine.

À vrai dire, nulle question de santé ici. Les taxes sur le tabac rapportent environ 12 milliards d'euros par an à l'État ; à l'inverse, la cigarette électronique lui a fait perdre 1 milliard d'euros en 2013. Sans compter que les buralistes y voient une perte de ressources considérable et que la chute des ventes de cigarettes crée du chômage. Dans le même temps, les marchands de patchs de nicotine, dont la vente est une source de

* 15 mai 2014 – *Le Point* n° 2174.

profits validée par les structures de santé publique, sont eux aussi en perte de vitesse. Quant à la prise de position brutale de certains États américains, comme celui de New York, d'interdire de vapoter dans les lieux publics, il n'est pas fantasque d'y deviner derrière la puissance du lobby du tabac contre la cigarette électronique, d'autant que celle-ci est surtout fabriquée en Chine… Tout ceci changera sans doute quand l'industrie du tabac se sera saisie de ce nouveau marché. Peut-être même réussira-t-elle à remplacer la nicotine pure par du tabac à vapoter…

En attendant, on nous brandit les dangers de l'e-cigarette. L'émission de vapeur d'eau favoriserait l'addiction tabagique et donnerait même le goût de fumer aux jeunes et aux non-fumeurs. Un risque non vérifié : seuls 0,5 % des vapoteurs n'étaient pas fumeurs quand ils se sont mis à l'e-cigarette. Plus récemment, on a beaucoup parlé du liquide toxique contenu dans les fioles de ces cigarettes. Un problème purement technologique qui pourrait se solutionner en trouvant des moyens de fermeture sécurisés, comme pour les médicaments ou l'eau de Javel. On peut noter que l'intoxication des enfants par absorption du produit à vapoter contenant la nicotine est en fait le seul inconvénient réellement identifié du vapotage, et que ce risque n'avait pas été prévu, comme chaque fois que l'on utilise une nouvelle technologie.

Cette croisade anti-cigarette électronique montre bien que nous vivons dans un monde de peurs de plus en plus fantasmées, qui a perdu le sens de la hiérarchie des risques. Nous mettons en parallèle une cause de mortalité certaine, colossale – le tabac provoque chaque année 6 à 8 millions de morts dans le monde –, et une peur irrationnelle – sans fondement scientifique pour l'instant – envers le vapotage, aujourd'hui unique moyen de substitution au tabac à l'efficacité aussi spectaculaire. Une fois de plus, on détourne le principe de précaution en l'opposant à la réalité !

Cette croisade anti-cigarette électronique montre bien que nous vivons dans un monde de peurs de plus en plus fantasmées, qui a perdu le sens de la hiérarchie des risques.

LUTTER CONTRE L'E-CIGARETTE TUE !*

Plutôt qu'imposer le paquet neutre, le gouvernement devrait favoriser la cigarette électronique.

Voilà qu'on reparle du paquet neutre. Parions que le changement de présentation des paquets de cigarettes n'aura pas l'effet escompté sur les fumeurs, aucune mesure de cette nature n'ayant jamais eu de succès. Il est plus efficace d'offrir une vraie alternative aux tabagiques, le tabac étant la drogue dure la plus addictive de toutes. La cigarette électronique était la seule à offrir cette alternative ! Or on en limite l'usage (*Le Point* n° 2174).

L'arrivée de l'e-cigarette avait représenté un grand espoir pour lutter contre le tabagisme, le plus grand tueur des pays développés depuis cinquante ans. C'est le seul élément qui ait entraîné une baisse réelle de la consommation de tabac. Une alternative permettant de conserver les avantages de la cigarette, sans les inconvénients. Par ailleurs, son utilisation dans les lieux publics était confortable et beaucoup de fumeurs l'ont adoptée pour cela. Mais cette évolution, indépendante des gouvernants, dangereuse pour les marchands

---

* 10 septembre 2015 – *Le Point* n° 2244.

de tabac, entraînant des pertes de recettes fiscales, irritant certains au nom du principe de précaution, enfin revenant sur les préceptes de ceux qui font de la stigmatisation des fumeurs leur combat, a fait l'objet d'une hostilité terrible.

Un éditorial du journal scientifique *Nature* rappelle que si la cigarette électronique peut contenir de la nicotine (non cancérogène), comme le tabac, elle ne comporte aucun des 60 produits cancérogènes identifiés dans le tabac. Enfin, il considère que le passage de tous les fumeurs à la cigarette électronique aux États-Unis sauverait près de 500 000 vies par an !

L'ensemble des lobbys – hormis bien sûr celui des buralistes – a réussi à en empêcher l'utilisation dans les lieux publics, sans argument médical tangible. D'abord interdite dans les avions, puis dans les bureaux, peut-être demain sur les terrasses, les plages, dans les jardins. Pourtant, le vapotage passif n'existe pas.

Le résultat de cette lutte est spectaculaire. Alors que depuis deux ans la consommation de tabac diminuait pour la première fois, la coalition ainsi formée a réussi à la faire réaugmenter de 8 % ! La conclusion du docteur Sarewitz dans *Nature* est : « *Faites que fumer soit cher et stupide et que vapoter soit cool et smart.* » Au lieu de ça, nous interdisons un produit sans danger scientifiquement démontré pour les utilisateurs et pour leur entourage. Une politique puritaine qui va à l'encontre de la santé publique.

Le vapotage est le seul moyen de substitution au tabac dont l'efficacité est aussi spectaculaire.

– 2 –

LES RÉELS PROBLÈMES

VRAIES CAUSES DE MORTALITÉ ET IDÉES REÇUES*

Une étude scientifique remet en question nombre de clichés concernant les facteurs de mortalité.

Il y a quelque temps, la revue scientifique *The Lancet* a publié une étude comparative sur les principales causes de mortalité dans le monde[1]. Trente-cinq pages d'analyses détaillées pour en finir avec nombre d'idées reçues. Le premier travail du genre, auquel on a curieusement fait peu de publicité.

On y trouve la confirmation du rôle néfaste du tabac, véritable *serial killer* avec son cortège d'accidents cardio-vasculaires, d'affections respiratoires, de cancers des bronches, de la trachée et des poumons. Des pathologies que l'on voit augmenter chez les femmes, qui sont désormais de grandes fumeuses. Il y a urgence. Et pour cela il faudrait déjà cesser de polémiquer sur la cigarette électronique. Contre le tabac, tous les moyens sont bons, et une publication récente vient de montrer que la cigarette électronique est au moins aussi efficace que les patchs pour lutter contre la dépendance tabagique.

---

* 31 octobre 2013 – *Le Point* n° 2146.

1. *The Lancet*, 15 décembre 2012.

Plus dérangeant, le rôle de l'alcool, en tout cas du vin, mérite qu'on s'y arrête. En particulier concernant la santé du cœur et des artères. Que montre l'étude ? Qu'en Europe ce sont les pays qui produisent et consomment du vin, ceux du Sud – France, Italie, Espagne et Portugal –, qui ont le moins d'accidents cardio-vasculaires et la plus grande longévité au monde. Statistiquement, la consommation modérée et régulière de vin n'est aucunement liée à une surmortalité, mais au contraire à une diminution de la mortalité ! C'est particulièrement spectaculaire en France en ce qui concerne les affections cardio-vasculaires. C'est dans notre pays que ces pathologies sont le moins fréquentes. D'où le fameux *French paradox* que le monde entier nous envie. Aucun scientifique ne peut aujourd'hui contester que la consommation modérée de vin est associée à une augmentation de la longévité. Le premier président de l'Institut national du cancer, David Khayat, ne cesse de le répéter.

Quant aux autres pathologies habituellement attribuées à l'alcool, l'étude montre que leur fréquence est comparable dans les pays qui n'en consomment pas ou peu. Ainsi, il y a autant de cirrhoses et de cancers du foie au Moyen-Orient et en Afrique du Nord. Pourquoi ? Parce que ce sont des maladies pour lesquelles plusieurs facteurs entrent en jeu. Par exemple la génétique – c'est le cas en Bretagne – ou encore l'obésité due à l'excès de sucre, qui se révèle ainsi être un facteur majeur de cirrhoses et de cancers du foie dans les pays du Moyen-Orient. Ce qui signifie qu'en renforçant la lutte contre l'obésité et la consommation de boissons sucrées nous ferons encore augmenter notre espérance de vie. Par ailleurs, d'une manière intéressante, il vient d'être démontré qu'une consommation modérée d'alcool protège du cancer du sein. Autre idée reçue sur l'alcool à nuancer : les accidents de la route. Il y a dix ans, l'implantation de radars a quasi divisé par trois leur fréquence. Les morts que l'on attribuait à l'alcool étaient en fait dus à la vitesse, dont l'excès n'est pas uniquement le fait de conducteurs ivres ! En stigmatisant tel ou tel comportement comme la consommation (modérée) de vin, on ne sert pas la science, on fait de l'idéologie.

> Aucun scientifique ne peut contester que la consommation modérée de vin est associée à une augmentation de la longévité.

VIN : CE QU'EN DIT LA SCIENCE*

L'effet du vin sur la santé : une question qui suscite de vastes polémiques.

S'opposent en effet une vision puritaine et hygiéniste – le zéro alcool – et la réalité scientifique, en l'occurrence l'analyse statistique de toutes les données accumulées depuis 1986 sur l'effet bénéfique d'une consommation modérée d'alcool. En effet, toutes les études réalisées sur près de 1 million de personnes testées montrent qu'il existe ce qu'on appelle une courbe en « J », c'est-à-dire une diminution de la mortalité, en général, chez les personnes buvant entre deux verres de vin par jour (pour les femmes) et quatre verres (pour les hommes). Il suffit de taper sur Google « courbe en J et alcool » pour constater le nombre d'études et le nombre d'informations qui existent et qui sont parfaitement connues, y compris des puritains. Cette donnée, impossible à contredire, figure même dans un article de l'épidémiologiste Catherine Hill, qui déclare pourtant que l'alcool tue dès la première gorgée !

Il est vrai que l'alcool peut devenir une drogue chez certaines personnes qui souffrent de troubles psychologiques et évoluer vers une addiction dangereuse. Par

* 8 novembre 2015 – lepoint.fr.

ailleurs, il peut entraîner des troubles du comportement : bagarres, meurtres et suicides. L'ébriété est aussi un facteur indéniable d'augmentation des accidents de la route.

Il existe donc un double aspect, celui de l'ébriété massive, le *binge drinking*, une pratique importée des pays du Nord, et celui de la consommation de vin pendant le repas. Rappelons que les pays gros producteurs et consommateurs de vin sont aussi ceux qui affichent la plus grande espérance de vie. Cet art de vivre à la française dope nos exportations puisque les Américains, depuis quarante ans maintenant, les Chinois et les Indiens sont en train d'adopter ce qui leur apparaît comme le nec plus ultra de la culture. Il est vain de polémiquer sur les effets nocifs de l'alcool à dose modérée, car c'est une illusion. Même les cirrhoses et les cancers du foie sont deux fois plus souvent le résultat d'hépatites virales que la conséquence d'une consommation alcoolisée.

> Le véritable enjeu pour la santé est de lutter contre l'ébriété et de détecter l'addiction alcoolique.

OBÉSITÉ : SOUPÇONS SUR LES PROBIOTIQUES*

Des recherches s'imposent,
en dehors du milieu agroalimentaire.

On les utilise dans les élevages depuis quarante à cinquante ans pour faire grossir les animaux. Ces « facteurs de croissance », comme on les appelle, entraînent une prise de poids chez les poules, mais aussi chez les dindes, les porcs et, de manière moins visible, chez les veaux. Pendant très longtemps, les éleveurs ont utilisé des antibiotiques dont l'un, l'avoparcine, produisait des résultats spectaculaires, en particulier sur leurs dindes. Sauf que cet antibiotique qui est aussi employé en médecine, sous le nom de vancomycine, pourrait provoquer chez l'homme les mêmes effets !

Désormais, la réglementation européenne interdit l'usage des antibiotiques comme facteurs de croissance. Pour faire grossir leurs animaux, les éleveurs se sont donc tournés vers d'autres produits : les probiotiques. Il s'agit de bactéries qui, données à de fortes concentrations, modifient la flore intestinale et stimulent la prise de poids. Mais ces bactéries ne se retrouvent pas

* 7 juin 2012, lepoint.fr.

qu'au menu des poulets, des cochons ou des dindes, l'homme en profite aussi dans les produits laitiers fermentés enrichis aux *Lactobacillus* ou autres, lancés par l'industrie agroalimentaire il y a une vingtaine d'années, et dans certains compléments alimentaires. En donnant lors d'une expérience du *Lactobacillus ingluviei* à des poulets, j'avais été frappé par l'augmentation spectaculaire de leur taille, et je m'étais interrogé sur le lien possible entre l'épidémie d'obésité actuelle, qui touche notamment les enfants, et le rôle – même partiel – d'un certain nombre de ces probiotiques.

Un travail que mon équipe vient de publier[1], réalisé avec les meilleurs spécialistes au monde de l'analyse des données de la littérature scientifique, montre que les effets sur la balance dépendent en fait du probiotique qu'on avale. Certaines espèces font effectivement grossir les humains, c'est le cas de *Lactobacillus acidophilus* et de *Lactobacillus fermentans*. On les trouve dans de nombreux produits que nous consommons. D'autres espèces semblent au contraire prémunir contre la prise de poids, comme *Lactobacillus plantarum* et *Lactobacillus gasseri*. D'où la nécessité de poursuivre des études sur le lien entre obésité et modification de

1. « Comparative Meta-Analysis of the Effect of Lactobacillus Species on Weight Gain in Humans and Animals », M. Million, E. Angelakis, M. Paul, F. Armougom, L. Leibovici et D. Raoult, *Microb Pathog*, 24 mai 2012.

la flore intestinale par antibiotiques et probiotiques. Des recherches à faire en totale indépendance de l'industrie agroalimentaire, afin de pouvoir dire au grand public s'il court ou pas un risque à consommer ces probiotiques.

Les effets sur la balance dépendent du probiotique qu'on avale…

LES GRANDS TUEURS REVIENNENT !*

Les maladies infectieuses ont toujours été les plus grands tueurs dans l'histoire de l'humanité.

À la suite de la mise en place des vaccins et des antibiotiques, un grand optimisme dans les années 1970 a fait prédire aux États-Unis, par le *Surgeon General*, une sorte de conseiller général de la santé, la fin des maladies infectieuses. En réalité, elles continuent de tuer au moins 18 millions de personnes par an.

Dans les dix premières causes de mortalité ou de réduction de l'espérance de vie, on trouve cinq maladies infectieuses. Parmi celles-ci, « les trois grands », ces tueurs sur lesquels l'ensemble de la recherche mondiale et l'OMS ont focalisé le plus d'attention et le plus de financement : le paludisme, la tuberculose et le sida. Non seulement les agents en cause résistent d'une manière importante, mais l'on note, cette année [NDE : 2013], une augmentation de la fréquence de ces infections.

Pour le paludisme, la stratégie de lutte contre les moustiques est en partie un échec. Ils piquent maintenant en dehors de leurs heures habituelles, mettant

* 17 janvier 2013 – *Le Point* n° 2105.

à mal la stratégie de la moustiquaire. Par ailleurs, la proportion de moustiques résistants aux insecticides qui imprègnent lesdites moustiquaires a augmenté d'une façon considérable. Le nouveau médicament « miracle » du paludisme, l'artémisinine, connaît ses premiers échecs, et des résistances du parasite à ce médicament sont apparues au Cambodge. Quant aux espoirs de vaccins, ils sont peu réalistes. Le contrôle du paludisme n'est donc pas pour demain.

Pour la tuberculose, la longue décroissance observée pendant des années nous paraissait présager sa disparition. Hélas, une bactérie mutante venue de Pékin, extrêmement contagieuse, devient aisément résistante aux antibiotiques, et elle est en train de se diffuser à la surface de la planète. À Marseille, nous avons pu observer, pour la première fois, une épidémie dans une école, ce que nous n'avions jamais vu depuis trente ans. Le nombre de cas de tuberculose augmente dans notre centre d'une manière très importante depuis ces dernières années. Le BCG est relativement inefficace et, là encore, il apparaît que nous sommes au début d'une nouvelle ascension de cette maladie terrible.

Enfin, concernant le sida, on note dans toute l'Europe une augmentation du nombre d'infections par le virus, en particulier chez les jeunes hommes homosexuels, avec des taux d'infection qui, dans certaines parties de la population, dépassent ceux du pire moment de l'épidémie des années 1980.

En conclusion, les grands tueurs sont de retour. C'est une lutte de la société entière qu'il faut leur opposer, car, malheureusement, les énormes financements investis pour tenter de trouver des stratégies vaccinales se sont révélés pour l'instant inopérants.

> Paludisme – tuberculose – sida
>
> C'est contre ces tueurs redoutables qu'il faut se mobiliser, pas contre des chimères.

DROGUES ET TABAC : PRAGMATIQUES CONTRE PURITAINS*

Faut-il revenir sur les méfaits du tabac et sur le débat concernant la cigarette électronique ? Oui !

Avec 6 millions de victimes chaque année, le tabac est l'ennemi numéro un du monde entier. Pour lutter contre le plus grand fléau du XXe siècle, tous les moyens sont bons. Le *New England Journal of Medicine* vient opportunément de sortir une série d'articles sur la bataille qui a opposé les puritains aux pragmatiques sur le terrain des drogues intraveineuses[1]. Or, du haut de ses 7 millions de tonnes consommées (en 2010), le tabac est peut-être la drogue la plus addictive de toutes.

Le *NEJM* raconte comment l'augmentation de l'usage des drogues par voie veineuse dans les années 1970 a entraîné l'explosion de la mortalité, liée aux seringues partagées entre usagers, et due à l'augmentation des cas de sida (+17 % en 1985), d'hépatite B et d'hépatite C (10 000 nouveaux cas par an en 1990), autant de

---

* 20 février 2014 – *Le Point* n° 2162.

1. « The Renormalization of Smoking ? E-Cigarettes and the Tobacco "Endgame" », d'Amy L. Fairchild, *The New England Journal of Medicine*, 2014.

pathologies qui ont elles-mêmes favorisé l'apparition de cancers. Parallèlement, les situations de manque aigu et la recherche d'argent pour se payer une dose ont entraîné une série de délits, y compris intrafamiliaux. La façon de lutter contre les effets de la consommation de drogues intraveineuses a suscité un très vif débat. Les puritains ont poussé les gouvernements à la répression et à limiter l'accès aux seringues, au motif que cela réduirait l'usage de drogues. L'expérience a montré l'inverse. On est donc passé à la distribution gratuite de seringues, en France, à partir de 1987. Ce qui a eu pour effet de faire quasiment disparaître les infections par le virus du sida parmi cette population (1 % seulement des nouvelles contaminations) et de diminuer rapidement celles à l'hépatite C et B (5 % de nouvelles infections). À partir de 1996, le président Chirac a autorisé les drogues de substitution utilisables par voie orale (Subutex). Beaucoup d'usagers de drogues intraveineuses ont fini par arrêter, les autres sont maintenant sous traitement oral continu.

Concernant le tabac, la solution choisie ces dernières années a consisté en une augmentation du prix et une stigmatisation des fumeurs. Au prétexte de lutter contre le tabagisme passif, la consommation de tabac a été interdite dans tous les lieux publics en France en 2006, et elle l'est dans des villes entières aux États-Unis. Un choix moral, mais peu efficace. A récemment émergé une nouvelle arme, la cigarette électronique, qui a montré sa supériorité sur les patchs contenant de la nicotine. Mais elle est la cible des puritains, qui y voient un insupportable contournement de l'interdiction de fumer. Selon eux, l'émission de vapeur d'eau favoriserait l'addiction tabagique et donnerait même le goût de fumer aux non-fumeurs. Des arguments purement hypothétiques. Le tabac est une drogue complexe qui associe addiction à la nicotine et modifications comportementales.

Il ne s'agit pas d'éradiquer le geste de fumer, mais de stopper l'intoxication à un produit hautement dangereux. Il ne s'agit pas de stigmatiser les gens qui ont une addiction, mais d'empêcher les complications de cette addiction, en aidant ceux qui sont tombés dans le piège à s'en sortir. Le pragmatisme consiste à lutter contre les conséquences de la consommation de cigarettes, et non contre ses consommateurs. La morale n'a rien à faire dans l'histoire.

> En matière de santé, on peut préférer le pragmatisme au puritanisme.

FATALS ANTIDOULEURS*

L'usage addictif de dérivés d'opium comme médicaments de confort tue.

La mort de Michael Jackson puis celle de Prince par excès de médicaments antidouleur aideront peut-être à alerter sur les vrais risques de mortalité. L'acharnement à lutter contre les douleurs non cancéreuses, dans une escalade sans limites, tue. C'est même l'une des dix premières causes de mortalité en Amérique. Sont utilisés surtout des dérivés de l'opium très addictifs qui entraînent le besoin d'augmenter les doses, car les douleurs deviennent intolérables en cas de sevrage. Ce qui a créé une épidémie d'addiction aux drogues légales issues de l'opium. La surenchère médicamenteuse amènera bientôt à utiliser en ville des produits habituellement réservés aux anesthésies générales… Dont la kétamine, qui a tué Michael Jackson, et le fentanyl, qui a terrassé Prince. Les deux ne supportaient pas des douleurs banales de type rhumatismal, qui ont enclenché l'addiction et le cycle infernal, amplifié par le fait que l'on ne refuse rien à des idoles. Il y a désormais plus de morts liées à l'absorption de drogues légales qu'à celle de drogues illégales : dix fois plus aux

* 30 juin 2016 – *Le Point* n° 2286.

États-Unis. Parmi les facteurs de risque, l'usage de ces drogues en dehors des douleurs cancéreuses, mais les lombalgies et la fibromyalgie sont également souvent prises en charge de cette façon.

Cette utilisation est poussée par l'industrie pharmaceutique et relayée par les associations de traitement de la douleur, d'après une étude parue dans le *JAMA* en 2012. Or, dans bien des cas, les thérapeutiques alternatives, telles que l'ostéopathie, la mésothérapie, l'acupuncture ou la thalassothérapie, font aussi bien et sont, elles, sans danger. À long terme, les médicaments contre les douleurs ont d'ailleurs un effet comparable à un placebo… Quant aux douleurs aiguës, leur prise en charge immédiate étant devenue un critère d'évaluation de la qualité des soins des patients, elles font l'objet d'une réponse médicamenteuse souvent disproportionnée, avec le recours à des drogues dures. La Californie permet depuis longtemps l'usage du cannabis pour les douleurs cancéreuses chroniques, sans effet addictif et sans danger démontré. Il semble que son usage diminue celui des drogues dures dans le traitement de la douleur.

Si l'on doit avoir peur, c'est donc plus des médicaments de confort (somnifères et antidouleurs) que du bisphénol, des pesticides ou des ondes téléphoniques, qui effraient surtout au regard du principe de précaution. En effet, les cancers diminuent, ainsi que l'Alzheimer (–44 % en trente ans), tandis que notre espérance de vie augmente. Les médicaments qui tuent ne sont pas les antibiotiques, qui ont mauvaise réputation alors qu'ils sauvent des vies tous les jours, mais les médicaments de confort.

> Il y a désormais plus de morts liées à l'absorption de drogues légales qu'à celle de drogues illégales.

– 3 –

LES GRANDS REMÈDES

UNE ASSURANCE SANTÉ DE BASE : L'ALIMENTATION

On doit savoir ce que l'on mange !*

La spectrométrie de masse permet de dire en dix minutes de quel animal il s'agit.

Le scandale des lasagnes à la viande de cheval en guise de bœuf réinjecte de l'angoisse dans notre assiette et soulève bien des questions.

D'abord, quel est le risque ? En termes de santé publique, le cheval n'est pas particulièrement dangereux à manger – au contraire, on peut même le consommer cru. Toutefois, il est arrivé que des intoxications se produisent après la consommation de viande chevaline. Paris a ainsi connu, en 1985, une épidémie de trichinose due à des steaks tartares de chevaux originaires d'Europe centrale. Cette maladie est en général transmise par les parasites du porc, mais la nourriture des chevaux avait été contaminée. En revanche, l'usage de phénylbutazone, un médicament vétérinaire utilisé comme antidouleur pour le cheval, peut poser problème en cas de présence de résidus

* 21 février 2013 – *Le Point* n° 2110.

importants. Ce médicament est en effet interdit depuis 2012 pour toutes les viandes destinées à la consommation humaine, en raison de sa toxicité. Dans cette affaire, heureusement, les traces retrouvées ne semblent pas inquiétantes.

Mais c'est la question de la traçabilité des aliments qui se pose une fois encore. Lors du scandale de la vache folle, nous avions soudainement pris conscience qu'à l'ère de l'alimentation industrielle mondialisée, on ne savait plus très bien ce que l'on mangeait. La révélation de la présence de protéines d'origine animale dans presque tous les aliments industrialisés, jusqu'aux bonbons, avait suscité le désarroi des végétariens et la colère des communautés religieuses en raison, notamment, de la présence non signalée de porc. Or on apprend aujourd'hui qu'on va réintroduire les farines animales dans la nourriture des poissons !

Dans le cas des lasagnes au cheval, des consommateurs s'aperçoivent qu'on leur a fait avaler une viande qu'ils répugnent à manger. Les populations qui pratiquent l'équitation comme les Britanniques ou les Américains ne mettent jamais de cheval à leurs menus, et certains États américains en interdisent même l'exportation, les Anglais n'ayant pas cette retenue.

Ce que l'on ne dit pas, c'est que l'on dispose déjà des moyens qui permettent facilement d'indiquer l'origine et la nature de la viande commercialisée, et de remettre ainsi de la transparence sur l'étiquette. Avec mon équipe, nous avons pu montrer que l'analyse de 1 millimètre cube de viande par une technique de spectrométrie de masse (Maldi-TOF) permet d'identifier quasi immédiatement, en moins de dix minutes, l'animal qui a servi à fabriquer l'aliment. Hormis l'achat de l'équipement, cette technique est très peu coûteuse (dix à cent fois moins chère que les tests ADN) et simple à utiliser. On pourrait très bien imaginer qu'une telle vérification devienne obligatoire.

Certes, la généralisation d'un tel « dépistage » réserverait probablement de très grandes surprises sur la nature réelle des viandes retrouvées dans nos plats cuisinés et autres aliments industriels. Mais il est vraisemblable qu'un tel type de marqueur deviendra un jour ou l'autre indispensable pour rétablir la confiance du public. Après tout, il ne s'agit que de donner le minimum des garanties que le consommateur est en droit d'attendre. À savoir : à quel animal appartient la viande qu'on nous met dans l'assiette et d'où il vient.

La question de la traçabilité des aliments se pose encore…

Les faux cadeaux de la grande distribution*

Quand l'écologie et la santé servent de prétexte pour gagner plus d'argent…

« *Il n'y a pas de repas gratuit.* » La formule est de Milton Friedman, Prix Nobel d'économie. Dans la même veine, on peut aussi citer le « *Je me méfie des Grecs et de leur cadeau* » de Virgile, dans l'*Énéide*, à propos du cheval de Troie offert par les Grecs aux Troyens. Les deux formules s'appliquent parfaitement à la grande distribution, qui affiche depuis quelques années une grande sensibilité pour notre bien-être écologique et sanitaire. Trois exemples récents illustrent ce que l'on pourrait appeler les bonnes intentions… lucratives.

Le premier point est le financement, pour des raisons évidemment purement écologiques, du Criigen, le Comité de recherche et d'information indépendantes sur le génie génétique. *Auchan* a ainsi sponsorisé les travaux très controversés de l'un de ses membres, le professeur Gilles-Éric Séralini, sur la toxicité présumée du maïs transgénique chez un modèle de souris. L'étude, qui a fait grand bruit au moment de sa publication, a récemment été retirée du fait de son inconsistance, par l'éditeur du journal qui l'avait publiée.

* 2 janvier 2014 – *Le Point* n° 2155.

Le Criigen, financé par *Auchan* pour ce travail, a aussi été, un temps, cogéré par *Carrefour*. Le professeur Séralini a oublié de mentionner ces conflits d'intérêts. Pourtant, la stigmatisation des OGM profite aux deux seules enseignes de la grande distribution, *Auchan* et *Carrefour*, qui communiquent largement sur l'absence de produits OGM dans leurs rayons. On peut être contre les OGM, mais, sur le plan sanitaire, aucun effet néfaste majeur n'a été, pour l'instant, associé à la consommation de maïs OGM par des centaines de millions d'individus.

C'est également pour notre bien-être – écologique, cette fois – que la grande distribution a mis fin aux sacs en plastique donnés aux caisses des supermarchés. À la place, les enseignes proposent des sacs en plastique réutilisables, probablement encore moins écologiques, mais payés par les clients. Bilan : au nom de la bonne santé de la planète, la grande distribution vend des sacs alors qu'avant elle les donnait ! Pendant ce temps, aux États-Unis, on a remplacé les sacs en plastique par des sacs en papier, qui sont, eux, clairement plus écologiques.

Dernier exemple en date, l'offensive contre l'aspartame à laquelle participe la grande distribution. Cet édulcorant de synthèse, le plus utilisé au monde, et ce depuis des décennies (il a été découvert en 1965), a fait la preuve de son innocuité. Comment, d'ailleurs, imaginer que l'aspartame puisse être toxique alors qu'il s'agit simplement d'une association d'acides aminés banals, comme nous en avons dans la plupart de nos protéines ? Cloué au pilori, l'aspartame a été détrôné dans les supermarchés par deux autres produits, le sucralose et la stévia. Lesquels présentent un immense avantage pour l'agroalimentaire : ils sont beaucoup plus chers ! La disparition de l'aspartame, au nom de la santé, a dopé la vente de sucralose et de stévia, ce qui fait les affaires de l'agroalimentaire. Avec, en effet collatéral, la promotion faite au sucre ajouté aux aliments, parce qu'il est plus écologique que les édulcorants de synthèse ! Or on sait qu'à forte dose le sucre est dangereux pour la santé, l'épidémie d'obésité avec son cortège de maladies étant liée à la consommation de boissons sucrées.

Quels que soient les justificatifs donnés à ces prises de position, les bénéfices les plus évidents sont pour la grande distribution. La volonté écologique dissimule mal une stratégie commerciale destinée à augmenter les bénéfices en surfant sur les peurs.

Comme Virgile, il faudrait peut-être se méfier des cadeaux que nous font les personnes que nous ne connaissons pas – ou que nous connaissons trop bien…

Le porc de l'angoisse*

Les politiques feraient mieux d'utiliser les menus scolaires pour lutter contre l'obésité.

La question des repas de substitution servis à l'école est un exemple caricatural de la façon dont les débats de société sont repris par la politique. Au nom de la laïcité, le problème des menus de substitution devient un ridicule objet de clivage, si ridicule qu'on peut se demander s'il ne s'agit pas d'une volonté de marquer une hostilité aux musulmans.

Il y a trente ans, le menu unique était partout la règle. Dans les hôpitaux, les avions et à l'école. Au restaurant, demander de modifier un élément du menu vous exposait à un refus brutal. Mais tout a changé. Les moyens techniques permettent aujourd'hui un choix individuel qui peut être modulé par la religion (sans porc, kasher, halal), par les choix idéologiques (végétariens), du fait d'un régime (pauvre en calories ou en sucres), d'intolérances (aux champignons, par exemple, ou au gluten, dont le rejet est en vogue) ou par des allergies (crustacés, fraises…).

Tout le monde s'est adapté à cette individualisation des menus. Dans mon unité de recherche à Marseille,

* 20 août 2015 – *Le Point* n° 2241.

je réunis tous les personnels et les étudiants une fois par mois autour d'un déjeuner afin de les informer des évolutions en cours. Aux musulmans et juifs pratiquants, qui sont nombreux chez les étudiants français et étrangers, est proposé un menu végétarien. Cela ne gêne ni n'exclut personne ! Dans les hôpitaux, le patient peut opter entre plusieurs repas ; dans les restaurants, la dictature du menu est régulièrement battue en brèche par le choix à la carte et le client peut modifier l'accompagnement des plats ; dans les avions, il est possible de commander d'avance des repas végétariens, kasher ou halal en fonction des compagnies et des destinations. Dans les écoles les plus modernes, des self-services autorisent des choix personnels, évitant ainsi la stigmatisation des particularités de chacun. Que des politiques en soient, en 2015, à proposer le repas unique à la cantine relève d'une inadéquation avec le monde actuel, ou de la démagogie la plus cynique. On attend des propositions intelligentes pour l'alimentation à l'école, comme l'interdiction des boissons sucrées et la limitation du sel et du sucre ajoutés aux menus. L'obésité est un problème majeur, pas le goût pour le porc, qui relève du choix de chacun.

L'école ne doit pas être le champ de bataille des idéologies mais le lieu de l'apprentissage. En pratique, plutôt que de tenter d'empêcher les enfants de manger en fonction de leurs habitudes alimentaires culturelles ou médicales, il serait utile de leur apprendre à se nourrir sainement. La suppression du menu alternatif sans porc, si elle se réalisait, aurait pour conséquence que des enfants ne mangent plus à la cantine de repas complets, ou qu'ils en soient retirés par leurs parents. Ce qui pourrait amener à la création de nouveaux établissements confessionnels qui n'aident pas à la vie en commun dans la République. Il faudrait peut-être regarder autour de soi, en France et dans le reste du monde, pour arrêter de croire que le problème de l'école, c'est le porc. La nation qui fut un temps la plus avancée intellectuellement ne doit pas devenir la plus bête !

> En ce qui concerne l'alimentation à l'école, on attend des propositions intelligentes, comme la limitation du sel ajouté.

L'ÉLÉGANCE, C'EST LA SANTÉ !*

Alors que l'on observe partout dans le monde une flambée de l'obésité, la France fait exception. Quand élégance et coquetterie sont au service de la santé.

On l'a appris récemment : l'épidémie d'obésité qui sévit dans le monde a vu sa fréquence augmenter de 3 à 11 % chez les hommes et de 6 à 15 % chez les femmes (NCD-RisC, *The Lancet*, 2 avril 2016). Cette flambée ne s'est pas accompagnée d'une baisse de la longévité. Au contraire, cette dernière a augmenté dans le monde, et ce, quasiment partout, d'une façon parallèle à la prise de poids. Cela montre qu'il faut se méfier des raccourcis et des coïncidences. Ce n'est évidemment pas l'obésité qui a amélioré l'espérance de vie – trois mois de plus chaque année depuis quarante ans –, mais l'enrichissement général de la planète, qui a permis à la fois une surproduction alimentaire et une meilleure prise en charge médicale, en particulier des infections.

Les Françaises, quant à elles, ont inventé une manière de contrôler leur poids qui donne des résultats spectaculaires.

---

* 14 mai 2016 – lepoint.fr.

Dans cette augmentation générale de l'obésité, la France est le pays dont l'évolution est la plus satisfaisante. En effet, si les Français n'échappent pas à ce mouvement mondialisé, ils sont beaucoup moins atteints, et moins vite que les autres. Ainsi, tous les pays d'Amérique, d'Europe, du Moyen-Orient, d'Afrique du Nord, de l'est de l'Europe et d'Asie, à l'exclusion de la Chine et du sous-continent indien, ont un pourcentage d'obésité supérieur. Seule une partie de l'Afrique subsaharienne affiche des taux plus faibles. Cette « résistance » à l'obésité est particulièrement avérée chez les Françaises, qui, avec les Italiennes, font preuve d'une performance singulière dans le contrôle de leur poids. De ce point de vue, la France a sans doute quelque chose à apprendre au monde.

Élégance et coquetterie françaises

L'élégance et la coquetterie françaises ont été partout admirées et imitées durant tout le XXe siècle. Les premières femmes à s'être mises au régime toute leur vie pour conserver une silhouette juvénile sont les Françaises. Et, petit à petit, on a vu les pays d'Europe, puis les classes moyennes et supérieures des autres parties du monde suivre la même voie de l'attention soutenue à la prise de poids. En France, chez les hommes, on observe une évolution identique, et l'âge ne s'accompagne plus d'une prise de poids, comme c'était le cas il y a quarante ou cinquante ans. Ainsi, on a pour la première fois chiffré, avec une comparaison internationale incluant près de 2 000 études, l'effet de l'élégance et de l'apparence sur la santé. Il apparaît que cet élément est probablement associé à la très bonne longévité observée en France.

En conclusion, il ne faut pas sous-estimer l'importance de l'apparence physique dans la bonne santé. Bien sûr, il faut éviter de tomber dans le piège inverse de la maigreur volontaire.

> Les Françaises ont inventé une manière de contrôler leur poids qui donne des résultats spectaculaires.

L'ARME FATALE CONTRE LE CANCER*

Avec l'immunomodulation, on assiste à une révolution thérapeuthique.

Notre compréhension du cancer progresse à très grande vitesse. Un récent numéro spécial du journal *Science* raconte la révolution en cours. Désormais, il s'agit de faire éliminer les cancers par nos propres cellules. À l'origine de cette stratégie utilisée pour de nouveaux traitements : la constatation que nous fabriquons, toute notre vie, des cellules cancéreuses. Nous avons ainsi, tous, des débuts de cancer, mais, la plupart du temps, notre système immunitaire (en particulier les cellules T) fait le ménage et les détruit. Ce faisant, il peut acquérir une mémoire qui l'aidera à contrôler un cancer tardif plus volumineux. Ce qui explique sans doute pourquoi, parmi les patients ayant un mélanome – une tumeur maligne d'origine cutanée –, ceux qui ont été très exposés au soleil et aux UV et qui ont donc eu plus de cellules cancéreuses éliminées présentent des formes moins graves avec moins de métastases, et pourquoi l'évolution de leur maladie est meilleure que chez ceux qui ne se sont pas ou peu exposés au soleil. En pratique, le soleil les a vaccinés. Ce qui remet en

* 9 juillet 2015 – *Le Point* n° 2235.

question la notion du « tout ou rien » : le soleil favorise les mélanomes, mais aide à la guérison des patients qui y ont été très exposés.

Le rôle de l'immunité dans le contrôle des cancers est connu depuis longtemps, à travers le cas des patients immunodéprimés (sida, transplantation) qui développent plus de cancers, leurs cellules n'arrivant pas à faire le « ménage ». Par ailleurs, on sait que des « mini »-cancers, comme on les observe dans la prostate, peuvent être contrôlés par le système immunitaire, sans intervention extérieure, pendant des années. Mais, cette fois, on assiste à la première révolution thérapeutique, avec l'immunomodulation du cancer appliquée au mélanome. En pratique, un anticorps bloque les facteurs qui empêchent les cellules immunitaires de tuer les cellules cancéreuses. Les résultats sont spectaculaires pour ce cancer, qui était l'un des plus mortels.

Une autre application est en cours : la vaccination d'un patient contre ses propres cellules cancéreuses, en immunisant ses cellules avec des extraits de son cancer. Enfin, l'identification de protéines spécifiques aux cancers va probablement permettre de personnaliser les vaccins. Une bataille formidable se livre grâce à un changement de perspective : les cellules cancéreuses sont banales, les facteurs de risque peuvent jouer un rôle de vaccin, et il vaut mieux compter sur l'immunité que sur la destruction massive par chirurgie, radiothérapie ou chimiothérapie, qui ont été jusqu'à ce jour nos seules armes.

Vive la science !

CANCER, ENCORE DE BONNES NOUVELLES*

Les données globales en France montrent une diminution significative des cas de cancer diagnostiqués.

Dommage que les bonnes nouvelles attirent moins que les mauvaises : les derniers chiffres sur le cancer contredisent toutes les prédictions alarmistes. Les bonnes nouvelles, même sensationnelles, n'attirent guère l'attention qu'elles méritent. En effet, la tendance est au catastrophisme. Ainsi redoute-t-on beaucoup, de nos jours, de mourir rapidement du fait de notre environnement. Nos peurs des OGM, des pesticides, des produits chimiques, du bisphénol, des radiations, qui tous sont censés induire des cancers et raccourcir d'une manière singulière notre espérance de vie, se nourrissent de prédictions basées sur le principe de précaution et sont souvent démenties par l'observation des faits.

Moins de cas de cancer diagnostiqués

À cet égard, l'actualité est riche, d'abord avec le rapport annuel de l'Institut national du cancer. Les

* 3 mai 2016 – lepoint.fr.

données globales en France montrent une diminution significative des cas de cancer diagnostiqués : moins 1,5 % chez les hommes, et moins 1 % chez les femmes en un an, et une réduction de la mortalité du même ordre. D'ailleurs, la mortalité n'a pas cessé de diminuer ces dernières années, grâce aux traitements, qui sont certes trop chers, mais efficaces. Concernant les quatre cancers les plus fréquents, la situation mérite un peu d'attention. Le cancer de la prostate a été trop diagnostiqué : on découvre maintenant que le fait d'avoir des cellules cancéreuses ne signifie pas avoir un cancer invasif. On note également que beaucoup trop de patients dont la prostate présentait des cellules cancéreuses ont été opérés, alors que cela ne modifie en rien leur espérance de vie. Pour le cancer du sein, il est important de recentrer la détection à un âge plus avancé. Les femmes jeunes ont plus peur du cancer du sein, alors qu'il touche plus les femmes âgées.

Le cancer du poumon, tueur numéro un

Concernant le tueur numéro un, le cancer du poumon, il n'est pas nécessaire de chercher des causes compliquées, ce ne sont pas l'industrie chimique, le téléphone portable ou les antennes qui tuent, c'est le tabac. Enfin, concernant les cancers du côlon et du rectum, là aussi, de très bonnes nouvelles ont été annoncées par le *New England Journal of Medicine.*

Nous assistons depuis quinze ans à une diminution très significative du cancer du côlon sans qu'on en connaisse réellement la cause. Ce n'est pas entièrement expliqué par le dépistage ni par les meilleures stratégies thérapeutiques, il est possible que ce soit lié à des changements d'alimentation, ou peut-être aux modifications des microbes qui habitent nos intestins. Quoi qu'il en soit, les faux prophètes qui nous prédisent une mortalité accrue par cancer du fait de produits dérivés de l'activité humaine se trompent.

Le cancer est de moins en moins fréquent dans les pays développés et il est de mieux en mieux soigné. Mais la nouvelle est trop bonne pour être largement relayée dans les médias…

LA MALADIE D'ALZHEIMER ET LES CATASTROPHISTES*

Excellentes nouvelles pour les bons vivants !

À rebours de l'apocalypse que l'on nous prédisait, la maladie d'Alzheimer défie les prédictions : sa fréquence ne cesse de diminuer ! C'est évident dans toutes les études récentes. La plus importante, qui porte sur une population américaine suivie depuis quarante ans, montre une baisse spectaculaire (44 %) de son occurrence, et un recul de l'âge moyen du diagnostic (*The New England Journal of Medicine*, février 2016). Au passage, ce travail montre la supériorité de la recherche par observation, qui ridiculise une fois encore les modèles prédictifs, même si notre pays, qui manque d'observations sur le long terme, doit utiliser les données anglaises ou américaines, nations de culture plus empirique. Toutefois, en France, la mise en place de la Banque nationale Alzheimer confirme le phénomène.

Dans l'étude en question, plusieurs facteurs sont associés à cette baisse : le niveau d'éducation – les études longues préservent du chômage, mais aussi de l'Alzheimer ! –, et non l'apprentissage à quatorze

* 11 août 2016 – *Le Point* n° 2292.

ans, qui revient à la mode, ainsi que le contrôle de l'hypertension et la prise de statines, ces médicaments contre le cholestérol. Une autre étude massive, portant sur 323 publications scientifiques, révèle qu'en plus de ces facteurs la consommation régulière et modérée d'alcool est protectrice, de même que celle du café. En revanche, maigreur, diabète et obésité précoce sont des facteurs de risque, ainsi que la dépression. Dépression que le soleil aide à éviter. En outre, la vitamine D produite par l'effet du soleil joue directement un rôle protecteur. Les mêmes facteurs de réduction du risque de déclencher un Alzheimer sont associés à une plus grande espérance de vie : la consommation modérée d'alcool et de café, l'exposition raisonnable au soleil et une corpulence moyenne. Résumons : les puritains hygiénistes courent tous les risques de mourir plus jeunes ou d'être déments plus tôt !

En revanche, les plans Alzheimer français, américains et internationaux, malgré les sommes considérables dépensées, n'ont pour l'instant pas engendré de progrès diagnostiques ou thérapeutiques significatifs. La volonté politique ne suffit pas à faire progresser la science.

Reste à comprendre pourquoi les médias communiquent si peu sur cette diminution inattendue de la maladie d'Alzheimer, d'autant que le message est doublement positif. Être heureux, boire un peu de vin et de café, s'exposer sans excès au soleil, et même prendre du poids en vieillissant permettent de vivre plus vieux et en meilleure santé mentale plus longtemps. C'est sans doute l'un des secrets de la longévité méditerranéenne que le monde nous envie. Et si, en plus, on évite la surinformation catastrophiste, le cerveau ne peut que mieux s'en porter !

> Boire un peu de vin et de café, s'exposer sans excès au soleil, prendre du poids permettent de vivre vieux, et bien.

VIVE LES VIEUX ANTIBIOTIQUES !*

Ils sont efficaces, bon marché, mais insuffisamment rentables. Cherchez l'erreur.

« C'est dans les vieux pots qu'on fait la meilleure soupe » : l'expression illustre bien le retour des antibiotiques anciens. Un appel d'offres européen vient d'ailleurs d'être mis en place pour les relancer. Car il est urgent de changer de modèle. En pratique, depuis soixante-dix ans, nous sommes dans la course à l'innovation et, pour répondre à un problème nouveau, nous cherchons des produits nouveaux, ce qui est extrêmement coûteux. En outre, l'absence de rentabilité des médicaments anciens, qui ne sont plus brevetés, empêche leur développement pour de nouvelles indications. Dans le cas de la tuberculose, la résistance est devenue le sujet d'une « crise de nerfs » mondiale, avec des mesures de sécurité extrêmes pour manipuler ces microbes, des investissements massifs pour sortir de nouveaux médicaments – dont au moins trois d'entre eux ne sont guère probants –, tout cela pour finir par découvrir que les médicaments anciens et oubliés de la lèpre, dont l'agent est le plus proche de celui de la tuberculose, sont

* 13 août 2015 – *Le Point* n° 2240.

efficaces et bon marché ! Même scénario hystérique concernant la résistance bactérienne. Là encore, la réponse est la recherche de nouveautés. Une quête utile, mais pourquoi ne pas regarder aussi du côté de l'existant ? Interne, j'ai été l'un des premiers à réutiliser la vancomycine pour les staphylocoques et à parler de son efficacité – c'était en 1981 – puis à écrire que la vieille colimycine serait l'antibiotique du XXIe siècle, ce qu'elle est devenue.

D'autre part, le problème de la résistance actuelle n'est pas général, il touche trois groupes de bactéries devenues résistantes à l'antibiotique de référence en réanimation. Toutefois, des molécules anciennes restent actives, mais certaines ne sont plus commercialisées. Une étude internationale récente a répertorié la plupart d'entre elles et listé les pays qui disposaient de 33 antibiotiques dont 14 peuvent agir sur les bactéries résistantes. Aucun n'en a plus de 24. Les mieux placés sont la France (22) et les États-Unis. La Suisse (10) se classe parmi les derniers. Le problème principal est purement économique : ces médicaments sont insuffisamment rentables. La problématique de l'antibiorésistance est mal analysée. Les résistances augmentent pour certains germes et baissent pour d'autres, comme le staphylocoque doré, tueur numéro un. Les jeunes médecins ne connaissent pas les anciennes molécules, qui ne sont pas rentables.

C'est donc un problème essentiellement politique, ce qui explique les très grandes différences de disponibilité de ces médicaments d'un pays à l'autre, et donc les très grands écarts de chance entre les malades…

ET MAINTENANT, L'HOROSCOPE GÉNÉTIQUE !*

Pour quelques centaines de dollars, il est possible de percer les secrets de son ADN.

La génétique a fait des progrès spectaculaires qui vont révolutionner notre médecine et changer notre vision de l'homme. Ce n'est pas pour demain, c'est pour aujourd'hui ! Un site américain, 23andMe, propose d'analyser, à partir de 1 millilitre de votre salive, 300 000 mutations de vos chromosomes pour en extraire une série d'informations personnelles. D'une part, votre réelle origine généalogique. D'autre part, vos risques sur 250 maladies chroniques telles que le cancer du sein, les affections cardio-vasculaires ou le diabète. Le décryptage de toutes ces mutations est comparé à la littérature scientifique et à la base de données alimentée par les utilisateurs, qui peuvent indiquer les maladies qu'ils ont eues, celles de leurs parents, des aspects de leur personnalité, leurs addictions, leurs résistances ou susceptibilités aux médicaments… Plus le nombre d'utilisateurs augmente, plus les résultats sont fiables.

Vous pourrez apprendre ainsi que vous avez trois fois moins de risques que la moyenne d'avoir un cancer

---

* 8 mai 2014 – *Le Point* n° 2173.

du poumon ou du sein. Vous en saurez aussi plus sur votre caractère. Par exemple, si vous avez le « gène du guerrier ». Découvert d'abord chez les singes et associé depuis à une capacité de réponse positive à l'agression, il se situe sur le chromosome X et, comme le daltonisme, est plus fréquemment exprimé chez l'homme que chez la femme. Vous connaîtrez votre tendance à la dépression, vous découvrirez si vous avez un risque d'addiction à l'alcool, à la cocaïne, au café ou au tabac. Des informations qui peuvent se corréler, ainsi le gène de l'addiction au tabac prédispose au cancer du poumon. Le service coûte 150 dollars pour l'envoi du prélèvement, plus 100 dollars pour l'examen. Aux États-Unis, 23andMe connaît un succès considérable. En décembre 2013, la Food and Drug Administration a interdit à la société de commercialiser ses kits de prédisposition aux maladies. Une mesure aussitôt contournée par la création de promethease.com, une autre société, hors du droit américain, qui interprète les données de 23andMe pour 5 dollars de plus.

Qu'en dire ? Ce service rend possible une médecine personnalisée et prédictive, qui permet d'adopter une prévention efficace. Même si, bien entendu, la génétique n'est pas tout, car les facteurs environnementaux jouent un rôle important. Ainsi, une étude publiée en mai dans *Nature Neuroscience* a montré que des événements traumatisants étaient susceptibles d'entraîner des modifications de comportement non seulement chez ceux qui les ont subis, mais aussi chez leurs descendants ! Des chercheurs suisses ont en effet découvert que la transmission, chez les animaux stressés dans leur très jeune âge, d'un message génétique modifiant l'humeur de leur progéniture se traduisait par une dépression sur deux ou trois générations. La puissance de l'information développée sur le génome humain va bouleverser notre avenir et nécessiter des ajustements éthiques et sociétaux.

> Une nouvelle ère est en train de s'ouvrir, à une vitesse qui n'a pas d'équivalent dans l'histoire de la connaissance humaine.

– DEUXIÈME PARTIE –

POLITIQUE
ET GESTION MÉDICALE

Les carences de la santé publique

LA SANTÉ A BESOIN D'UN MÉDECIN !*

Épidémies, infections, vaccins… Pourquoi les décisions importantes ne sont pas prises ?

Le ministère de la Santé est sans doute l'un des portefeuilles les moins désirés par les politiques. Il n'a rien d'un tremplin politique, bien au contraire, les crises sanitaires successives paralysent l'action des ministres de la Santé, qui craignent pour leur avenir. C'est un ministère d'autant plus ingrat qu'il est multitâche. Outre la santé publique, le ministre doit s'occuper de la Sécurité sociale, en cogestion avec le président du CNAM[1], et des affaires sociales. La durée de vie des ministres qui se succèdent à ce poste est si faible (deux ans et demi en moyenne) qu'elle ne permet pas de vraie stratégie, à moins d'être nommé plusieurs fois. J'en ai fait l'expérience en tant que chargé de mission pendant un an par le ministre de la Santé Jean-François Mattei. Mes propositions étaient examinées par le cabinet en fonction du risque qu'elles faisaient courir au ministre, avec une stratégie dite « prudentielle ». Dans un rapport rendu début 2013, j'avais proposé une évaluation en temps réel de la mortalité française afin d'anticiper

* 6 février 2014 – *Le Point* n° 2160.

1. Conservatoire national des arts et métiers.

des épidémies imprévues[1], mais mon rapport ne fut adopté qu'à la fin de l'année et, en août, personne ne put fournir des chiffres exacts sur la mortalité liée au brutal épisode de canicule, ce qui coûta son poste au ministre.

Pourquoi ne pas déconnecter les stratégies de santé de la gestion politique du ministère ? Comme aux États-Unis, où il existe un *Surgeon General*, le président de la République pourrait nommer un médecin qui lui serait directement attaché, et donc hors d'atteinte des polémiques politiques puisque son avenir ne dépendrait pas du ressenti de l'opinion ou des médias. Il serait libre d'éclairer, avec l'avis des académies et sociétés savantes, le gouvernement sur ce qu'il estime être prioritaire en termes de santé. Une telle vigie serait nécessaire pour des problèmes aigus comme les déserts médicaux, le numerus clausus et les infections nosocomiales. Son avis empêcherait, lors des crises sanitaires, l'habituel affolement coûteux et inutile, dont l'effet pervers est de nous faire négliger les maladies réelles ! Les fausses épidémies de grippe aviaire en sont un exemple frappant. Le médecin chargé de cette mission pourrait redéfinir la place des vaccins non pas en termes de pour ou contre, mais de quand, à qui, comment et pourquoi, ou encore le rôle dans le sevrage de

1. À consulter sur www2.cnrs.fr/sites/thema/fichier/bioterrorisme03.pdf.

la cigarette électronique, qui représentait l'an dernier déjà 8 % des ventes de tabac en France. Il pourrait enfin préciser la réalité des risques environnementaux et alimentaires, afin de prendre le dessus sur l'information via Internet qui part dans tous les sens et sur celle que génère la grande distribution pour son pur profit. Aujourd'hui, en l'absence de hiérarchisation des risques, la population ne comprend plus rien.

Pour redonner du sens à ce qu'on appelle la santé publique, cette personnalité médicale devrait être incontestable et donc appuyer ses décisions sur la réalité des chiffres.

> La santé a besoin d'un médecin qui regarde l'avenir, et non pas la prochaine élection ou le prochain remaniement ministériel !

– 1 –

LA FORMATION MÉDICALE

VIVE LE TUTORAT ![*]

Et si la vérité était qu'aucun enseignement ne rend capable d'enseigner ?

On ne cesse en France de parler de « pédagogie ». Encore plus depuis la création de structures de formation des maîtres, les IUFM, qui sont d'ailleurs aujourd'hui contestées.

La dernière enquête internationale Pisa, qui a confirmé la dégradation du niveau moyen des élèves français et constaté que l'éducation y était très inégalitaire, a aussi révélé que, à la différence de beaucoup d'autres pays, le tutorat, c'est-à-dire la prise en charge des plus jeunes par des étudiants plus âgés, était peu développé. Or le tutorat a d'immenses vertus, j'ai pu le constater en médecine, d'abord comme étudiant puis tout au long de ma carrière comme enseignant. Je me souviens que la plupart des élèves de médecine n'allaient pas en cours mais fréquentaient assidûment ceux qui étaient donnés non par des professeurs estampillés pédagogues, mais par des jeunes d'un niveau juste au-dessus du leur, les tuteurs. Les étudiants de deuxième et troisième années préparaient ainsi ceux de première

* 6 mars 2014 – *Le Point* n° 2164.

année, et les internes, les étudiants. Ces systèmes, appelés « colles » ou « écuries », donnaient les plus forts taux de réussite. En reproduisant les comportements qui leur avaient permis de réussir, ces jeunes sans aucune formation pédagogique étaient plus performants et convaincants que des professeurs expérimentés ! De telles structures existent encore en médecine, mais elles sont devenues payantes.

Cette formation parallèle, réalisée par des jeunes non diplômés obtenant de meilleurs résultats, est à rapprocher du soutien scolaire dispensé par des boîtes privées qui se substituent à l'enseignement institutionnel. Mais, là encore, ces cours sont réservés aux enfants dont les parents aisés peuvent ainsi compenser l'échec de notre école.

L'enquête Pisa montrait aussi que la France est le pays de l'OCDE[1] où la discipline à l'école est le moins respectée. Les classes sont bruyantes, les élèves n'écoutent pas ou sèchent les cours, et… les cours ne commencent pas à l'heure. Or ce que j'ai pu observer à la fois en tant qu'élève puis enseignant, c'est le rôle moteur, en termes de motivation, du respect que l'on porte au professeur et le fait que l'on s'identifie plus facilement à un élève plus ancien qui a réussi (le tuteur). Deux facteurs essentiels pour donner l'envie

1. Organisation de coopération et de développement économiques.

d'apprendre, mais qui ont peu de chances d'être enseignés dans les cours de pédagogie…

> De telles structures existent encore en médecine, mais elles sont devenues payantes.

LE NUMERUS CLAUSUS, UNE FOLIE COLBERTISTE*

Dirigisme, centralisme, monopole… le système actuel confine à l'absurde.

En France, les professions médicales, paramédicales et vétérinaires sont contrôlées par un numerus clausus. En pratique, cela signifie que le nombre de postes pour ces métiers est fixé à l'avance, quel que soit le résultat des candidats. En raison de cette loi, cette année, à Marseille, un étudiant avec 15,21 sur 20 de moyenne était donc considéré trop mauvais pour faire des études de médecine.

Le concours national d'entrée en faculté de médecine a été mis en place par Simone Veil en 1971. Première folie, il est né de l'idée colbertiste de tout fixer depuis Paris, y compris donc le nombre de jeunes ayant le droit dans chaque région de commencer des études de médecine. À Marseille, nous sommes passés de 1 000 étudiants au début des années 1970 à 200 en 2000 et, pour toute la France, de 8 588 à 3 800 ! La deuxième folie est l'organisation, depuis 2004, d'un concours géant pour tous les étudiants en fin

* 4 juillet 2013 – *Le Point* n° 2129.

de cycle, là encore Paris déterminant les besoins de chaque région pour onze spécialités ! Dirigisme, centralisme, monopole, réglementation des corporations : tout Colbert y est.

L'objectif initial du numerus clausus était de limiter le nombre de médecins pour contrôler les comptes de la Sécurité sociale par la restriction de l'offre. L'expérience a échoué, celle-ci est de plus en plus déficitaire. La prédiction de l'évolution des besoins médicaux s'est révélée erronée du fait d'une augmentation des demandes de soins, dont ceux liés au vieillissement, à la prise en compte de la douleur, notamment lors des accouchements, nécessitant un besoin d'anesthésistes. Par ailleurs, le temps de travail des médecins a, lui, diminué. Si les généralistes travaillent encore de 52 à 60 heures par semaine, les femmes, qui représentent 40 % des médecins, travaillent 30 % de moins. La disparition de la disponibilité jour-nuit et dimanche des médecins a créé un secteur d'urgence. À l'hôpital, l'application des 35 heures a limité le temps de travail maximum à 48 heures par semaine, gardes comprises, et ajouté 21 jours de RTT. Complètement mise en œuvre, cette application nécessiterait la création de 10 000 postes. Les études de médecine sont plus longues de deux ans. Enfin, les médecins ne restent pas dans leur région de formation. En conséquence, nous manquons de médecins depuis plus de vingt ans et nos hôpitaux sont obligés de faire appel à des médecins étrangers.

Comment est-il possible que des étudiants brillants, animés d'une vocation pour la médecine, voient leur vie brisée par une norme rigide, alors même que nous manquons de médecins et que le chômage qui frappe durement les jeunes plombe l'avenir du pays ? L'Institut Montaigne a noté que le numerus clausus et le fléchage des spécialistes depuis Paris sont incapables de réguler le nombre de professionnels de santé et inefficaces pour résoudre l'inégalité de répartition de l'offre de soins sur le territoire. En réalité, seule une organisation régionalisée, souple et décloisonnée, permettant des passerelles entre spécialités, répondrait aux besoins.

Voilà encore un nouvel échec du colbertisme si cher à nos élites, lié au mépris bien français du jeu de la concurrence et de la liberté de choix. Cet entêtement à maintenir ce système dans un monde ouvert est le symptôme d'une grave maladie : la folie dirigiste administrative.

> Des étudiants brillants, animés d'une vocation pour la médecine, voient leur carrière brisée par une norme rigide.

INDISPENSABLES MÉDECINS ÉTRANGERS*

Les lourdeurs de l'administration créent un déficit majeur de médecins. Il existe pourtant des remèdes.

Les pays développés sont, pour la plupart, confrontés au manque de médecins. En France, malgré l'augmentation et le vieillissement de la population, le nombre de praticiens diminue régulièrement. L'Île-de-France, par exemple, compte 5 % de généralistes en moins depuis 2007. Cela est lié à l'âge, avec le départ à la retraite des médecins, mais aussi à l'exil des praticiens hors des frontières, en particulier au Québec. La faute à qui ? À l'absence de libéralisme dans les études de médecine. En France, actuellement, la contrainte du numerus clausus empêche tous les étudiants qui ont moins de 14,5 ou 15 sur 20 de moyenne de faire des études de médecine (en 2013, le seuil était de 15,21 sur 20, il a encore baissé !). Une restriction administrative dont la logique apparaît confuse, mais qui révèle bien la propension du nombre de pays développés, à commencer par le nôtre, à vouloir tout prévoir et tout organiser à l'avance. Une maladie épidémique qui s'étend malgré l'évidence de ses échecs. Aux États-Unis, on considère qu'il va manquer à la fin de la décennie

* 10 juillet 2014 – *Le Point* n° 2182.

90 000 médecins, dont 45 000 généralistes. Déjà, certains hôpitaux américains sous-traitent en Inde l'interprétation des radiographies via Internet ! L'Autriche a récemment fait savoir qu'elle souffrait d'un déficit très important de médecins et, en Angleterre, on fait désormais officiellement appel aux médecins indiens pour combler les manques. Bref, les restrictions arbitraires décidées par l'appareil administratif ont créé un déficit majeur de médecins dans la plupart des pays riches.

En France, le remède au manque de blouses blanches passe aussi par l'immigration. Revers de la médaille, on importe des médecins qui manqueront à leur pays. Environ 8 % des médecins qui exercent en France ont un diplôme étranger et cette proportion augmente, notamment chez les radiologues et les anesthésistes. La plupart sont issus de la francophonie africaine, le contingent le plus important venant d'Algérie. Sans ces immigrés, nombre de nos hôpitaux seraient probablement obligés de fermer faute de personnel médical suffisant. Une autre source importante provient de Roumanie et de Belgique. Mais, parmi ces titulaires de diplômes étrangers, beaucoup sont des étudiants français qui, pour contourner le numerus clausus, sont partis en Roumanie ou en Belgique pour obtenir un diplôme. Actuellement, entre 10 000 et 20 000 étudiants français feraient leurs études de médecine à l'étranger ! Le troisième mécanisme est l'installation de facultés portugaises en France, qui dépendent de l'université Fernando-Pessoa et recrutent les étudiants français sans les contraintes des facs françaises. À Béziers et à Toulon, des jeunes peuvent ainsi faire des études dentaires, malgré la restriction imposée par l'État, mais au prix de frais d'inscription très élevés. Pour l'instant, les tentatives du ministère contre ces facultés portugaises qui délivrent des formations médicales et paramédicales ont échoué, du fait de la réglementation européenne. La dernière solution, si l'on veut devenir médecin, est de faire ses études à l'étranger, dans un pays qui en manque.

La seule bonne nouvelle est que l'imagination des étudiants permet de contourner la bêtise des règlements.

> En France, le remède au manque de blouses blanches passe aussi par l'immigration.

– 2 –

LES ABERRATIONS DE L'HÔPITAL PUBLIC

L'HÔPITAL, CE MALADE QUI NE SE SOIGNE PAS*

Gestion financière calamiteuse, fuite des compétences, recherche en berne… Le malaise est profond.

Nos hôpitaux universitaires sont censés être le fleuron de la médecine française, voire mondiale. Pour ce faire et pour attirer les meilleurs éléments, beaucoup d'avantages leur sont conférés. Le coût d'une opération ou d'un soin est payé, par la Sécurité sociale, 30 % plus cher qu'en hospitalisation privée. Les professeurs bénéficient d'un salaire universitaire et d'émoluments hospitaliers qui peuvent doubler ce salaire. Ils ont aussi droit aux dépassements d'honoraires et peuvent pratiquer une activité médicale privée. Les hôpitaux publics profitent en outre d'un surcroît de budget de 15 % pour leurs activités de recherche, de formation et d'innovation. Tout cela devrait permettre un rayonnement et une efficacité remarquables. En pratique, ce n'est plus le cas, la plupart sont très endettés.

Le secteur hospitalier public de Marseille, où j'exerce, est le pire de tous : la dette y dépasse 1 milliard d'euros – avec des emprunts toxiques – pour

* 5 février 2015 – *Le Point* n° 2213.

1,2 milliard de recettes annuelles, et l'hôpital est sous perfusion. La gestion des grands hôpitaux universitaires a été calamiteuse mais jamais sanctionnée. Le coût de construction est 30 % plus élevé que dans le privé (selon l'Union nationale des économistes de la construction). Le nombre de personnel par lit est quatre fois plus important dans les hôpitaux publics, sans qu'il y ait d'ailleurs plus de médecins, car ce sont les administratifs – en général issus de formations courtes et non spécialisées – et le personnel peu qualifié qui sont les plus nombreux[1]. Enfin, l'argent consacré à la recherche diminue chaque année. Il est d'ailleurs étonnant que les hôpitaux ne respectent pas la volonté du législateur en utilisant l'argent de la recherche pour… combler les déficits et que la Cour des comptes ne s'en soit pas mêlée. Côté privé, le niveau d'équipement des hôpitaux est souvent meilleur et les soins, comme le montrent les études annuelles du *Point*, sont fréquemment aussi bons, malgré un moindre financement.

Le malaise est profond chez les médecins de l'hôpital public. En un an, cinq universitaires parmi les meilleurs ont quitté l'hôpital de Marseille, lassés par la lenteur des décisions et par l'inefficacité générale. Ils n'ont eu aucun mal à être recrutés à l'étranger :

1. *Cf.* « Comment évaluer la productivité et l'efficacité des hôpitaux publics et privés ? », *Économie et statistique*, 2012.

Angleterre, Suisse, Canada, États-Unis. Le problème n'est pas l'argent, mais les conditions de travail et le gouffre qui s'est creusé entre la reconnaissance des malades et des collègues étrangers par rapport à celle des administrations locales. L'hôpital universitaire n'a pas vocation à être une « démocratie médicale », mais un lieu d'excellence qui doit former et inspirer les plus jeunes, récompenser les médecins les plus efficaces, innover en permanence et avoir des plans stratégiques pour améliorer la qualité. Sans une réflexion et un changement de fond, l'hôpital public ne peut que continuer à se déliter.

> En France, le remède au manque de blouses blanches passe aussi par l'immigration.

HYGIÈNE DU COST KILLER*

La chasse aux coûts inutiles pourrait faire économiser 12 millions d'euros par an aux CHU français.

Dans sa course aux 50 milliards, le gouvernement pourrait faire de grosses économies avec les hôpitaux publics. Dans le domaine des maladies infectieuses, que je connais bien, on peut gagner rapidement des millions en modifiant simplement la gestion de l'hygiène dans les blocs opératoires. Ici, les rites et traditions prévalent encore sur la connaissance scientifique.

Dans le CHU de Marseille, où j'exerce, beaucoup de chirurgiens continuent d'exiger de se laver les mains avec de l'eau stérile avant d'entrer dans le bloc, or il a été démontré que la friction hydroalcoolique ou le lavage au savon et à l'eau étaient plus efficaces. L'eau stérile coûte cher. Sa suppression au seul CHU de Marseille permettrait de réaliser 85 000 euros d'économies par an.

Même inutilité démontrée du port de pantalons et des surbottes ou surchaussures dans les blocs opératoires. Il est effectivement rare qu'on frotte son

* 17 avril 2014 – *Le Point* n° 2170.

pantalon ou ses pieds sur la zone opératoire… Le coût de ces équipements représente, rien qu'au CHU de Marseille, plus de 183 000 euros par an. Aux États-Unis, les centres pour le contrôle et la prévention des maladies recommandent, depuis 1994, l'abandon des surbottes ou surchaussures dans les blocs et les salles de réanimation. Cet élément, qui n'est justifié par aucun objectif médical, fait partie des rituels ou des caprices des soignants. La surabondance d'équipements destinés à cacher la figure des chirurgiens, qui les font ressembler à des astronautes, n'a elle non plus jamais démontré la moindre efficacité. Ainsi, la plus importante étude publiée en 2014 par la *Cochrane Library* montre que le port du masque chirurgical dans les blocs n'entraîne aucun plus en termes de prévention des infections. Pourtant, on continue à dépenser de l'argent pour ces mesures inutiles qui relèvent des rites ou sont recommandées par des comités Théodule[1].

À l'inverse, on connaît aujourd'hui les éléments qui jouent un rôle contre les infections : le nettoyage de la peau juste avant l'intervention ; l'absence de rasage du patient (le rasage peut provoquer des microplaies qui favorisent l'infection) ; la dextérité du chirurgien, à cause des risques liés au saignement, et le temps

1. Expression inventée par le général de Gaulle pour désigner, dans les institutions françaises, un comité ou une commission qui n'a que peu ou pas d'utilité.

d'intervention, qui explique le bien meilleur résultat des chirurgies peu invasives et ambulatoires. Mais aussi un soin attentif apporté à la bonne fermeture des portes du bloc, un nombre réduit de personnes autorisées à y circuler ou encore l'absence de courants d'air. Ces mesures se sont mises peu à peu en place dans les structures privées, mais pas dans la plupart des grands hôpitaux.

Le ministère de la Santé aurait intérêt à imposer dans l'ensemble des blocs opératoires ces recommandations qui entraîneraient des économies importantes, sans aucun risque. Au CHU de Marseille, la suppression de l'eau stérile pour le lavage des mains ainsi que celle des surchaussures et des masques chirurgicaux permettraient probablement d'économiser 365 000 euros par an. Appliquée aux CHU français, la même mesure représenterait une économie annuelle de 12 millions d'euros.

La chasse aux coûts inutiles grâce à la connaissance scientifique ou comment participer à résoudre la crise financière de l'hospitalisation publique…

> On continue à dépenser de l'argent pour des mesures inutiles qui relèvent des rites et des traditions.

VIVE LES 35 HEURES… DANS LA FONCTION PUBLIQUE !*

Pour que les agents de l'État travaillent davantage, il suffirait d'appliquer strictement la loi…

Les 35 heures de travail hebdomadaires devaient aboutir à une activité légale annualisée de 1 607 heures. On l'observe dans le privé, mais pas dans le public, où la carrière des responsables dépend rarement de l'équilibre budgétaire.

En tant que président de l'université de médecine de Marseille, avant la réforme des 35 heures, j'avais pu constater la dérive du temps de travail et des jours de congé. Ainsi s'accumulaient les longues vacances estivales (héritées du passé commun avec l'Éducation nationale), « l'heure d'été » (une coutume locale qui veut que l'on travaille l'été une heure de moins par jour) et « le jour du président » (on me demandait d'octroyer un pont par an, ce que je refusais). J'avais alors demandé à mon ministre de tutelle, François Fillon, de me donner l'injonction officielle de faire respecter le temps de travail afin que je puisse l'appliquer, ce qu'il s'est gardé de faire ! J'accueillis donc

* 2 octobre 2014 – *Le Point* n° 2194.

avec optimisme le passage aux 35 heures hebdomadaires annualisées qui, pensais-je, allaient augmenter le temps de travail… Cela n'eut pas vraiment lieu. Le temps de travail des personnels universitaires est souvent inférieur aux 1 607 heures du fait des très longs congés annuels.

Dans les grands hôpitaux, les négociations sur les 35 heures ont permis d'obtenir, en plus du temps de pause (20 minutes par jour), la « méridienne » (de 30 à 45 minutes supplémentaires pour le repas de midi, auparavant décompté du temps de travail). Ce qui a fait passer le temps de travail hebdomadaire de 39 à 32 heures, à quoi peuvent s'ajouter des jours fériés non prévus par la loi. Dans un très grand CHU, le temps de travail annuel est aujourd'hui de 1 445 heures, soit 10 % de moins que prévu ! Dans mon laboratoire hospitalier, faute de personnel pour nous renforcer, il a fallu augmenter la productivité horaire de 17 % en un an, avec le coût humain que l'on imagine en termes de tension et de densité du travail. La Fédération hospitalière de France vient d'ailleurs d'intervenir sur le sujet. Dans le même temps, pour ne pas laisser sombrer le bateau, les cadres dépassent leur temps de travail, sans avoir droit aux heures supplémentaires.

Les collectivités territoriales font l'objet de remontrances, mais pas de poursuites, pour leurs dérives sur le temps de travail. Récemment, la Cour des comptes a relevé, entre autres, les insuffisances en ce domaine des conseils généraux du Tarn, du Vaucluse, de l'Aude et du Gard. Comme souvent, les législateurs ne respectent pas la loi, mais, à l'inverse, le maximum hebdomadaire de 44 heures est dépassé dans les cabinets ministériels !

Enfin, cette loi est inapplicable pour les jeunes médecins du fait des gardes. C'est la faiblesse de l'État – de gauche comme de droite – qui a permis une telle dérive.

Seule la stricte application des 35 heures, hors les exceptions prévues par la loi, permettra une baisse significative des dépenses publiques. Manque la lucidité pour savoir ce qui est réalisable ou pas, et le courage de le faire appliquer.

Dans un très grand CHU, le temps de travail annuel est aujourd'hui de 1 445 heures, soit 10 % de moins que ce que prévoit la loi.

L'ABSENTÉISME, FLÉAU DES HÔPITAUX*

Ce n'est pas le désengagement financier de l'État qui est la cause du mal-être dans les CHU, mais la mauvaise gestion généralisée. Exemple à Marseille.

L'absentéisme dans les hôpitaux publics, en particulier à Marseille (trente jours d'arrêt par agent), est le témoin d'une dégradation générale qui perdure depuis des années. Ainsi la valse des directeurs d'hôpital récemment observée à l'Assistance publique des hôpitaux de Marseille (AP-HM), certains en raison de prises de position mal appréciées du personnel, d'autres à cause d'une incapacité totale de gestion, aboutit-elle à un désenchantement à tous les niveaux. Par ailleurs les dirigeants, représentant les médecins et la direction des hôpitaux, ont promu l'idée qu'il n'y avait aucun problème de gestion, simplement une mauvaise volonté de l'État à donner des contributions supplémentaires, ce qui a empêché toute approche gestionnaire réaliste. En outre, le CHU de Marseille est le plus centralisé des centres hospitaliers universitaires français, avec les résultats que l'on voit. En effet, pour mobiliser les personnels, il faut à la fois une direction

* 28 avril 2016 – *Le Point* n° 2277.

et une gestion de proximité, lesquelles sont depuis plusieurs années totalement inexistantes au CHU de Marseille.

Les négociations sur les 35 heures, avec la pause déjeuner et la « méridienne », ont ramené le temps de travail à… 32 heures. En parallèle, la plupart des personnels ont eu le choix de travailler « virtuellement » 39 heures en ajoutant 4 semaines de congé ou de travailler seulement 35 heures, sans que quiconque vérifie le nombre d'heures effectivement travaillées. En outre, les comportements inqualifiables de certains personnels (destruction de portes, agression…) ne sont pas pénalisés. Enfin, l'absence de cotisation sociale intrinsèque au statut des hôpitaux entraîne un biais dans les chiffres de l'absentéisme, car les femmes en congé maternité ne sont pas remplacées. Cette mauvaise gestion généralisée, qui perdure depuis plusieurs années, s'est traduite par des défections importantes, y compris de professeurs de médecine qui, d'une manière régulière, et c'est un phénomène nouveau, fuient le CHU de Marseille pour aller à l'étranger, ou dans d'autres CHU, ou encore pour se tourner vers le privé. Il est important de redresser l'AP-HM en adoptant aussi de nouvelles mesures. Ainsi, l'ex-directeur général avait mis en place des primes de présentéisme qui lui ont été reprochées, mais qui avaient fait reculer singulièrement l'absentéisme.

Au total, cet absentéisme considérable est le marqueur d'une dérive : l'oubli de l'intérêt général. Après une période de satisfaction démagogique, il rattrape aujourd'hui ceux qui n'ont pas la force ni la vision nécessaires pour mener cet établissement hospitalier public dont le chiffre d'affaires est supérieur à 1 milliard d'euros et qui est le plus gros employeur de toute la région Paca.

Une mauvaise gestion généralisée, qui fait fuir des professeurs de médecine pour aller à l'étranger.

ENVOYONS DES PATRONS À L'HÔPITAL !*

Le déficit des CHU ne cesse de se creuser.
Il est urgent d'en confier la gestion à des… spécialistes !

Le chiffre est impressionnant. Le déficit des CHU français ne cesse d'augmenter : 116 millions d'euros en 2011, 164 millions en 2013 et probablement 299 millions en 2014. Le chiffre d'affaires des centres hospitaliers universitaires est considérable, plus de 1 milliard d'euros pour les plus importants comme Paris, Lyon, Marseille et Toulouse, et les CHU sont souvent les plus grands employeurs d'une région. Pourtant, ceux qui les dirigent manquent cruellement de professionnalisme. Le mal vient du fait qu'un patron de CHU doit choisir entre l'intérêt de l'établissement qu'il dirige et sa carrière personnelle, l'un étant en contradiction avec l'autre. En effet, tous les directeurs sont issus de la même école, dont ils sortent avec une formation de généraliste. Car, pour espérer atteindre le Graal en fin de carrière, c'est-à-dire devenir directeur de CHU ou d'une agence régionale de santé, il faut rester un gestionnaire polyvalent. Moyennant quoi on peut voir un directeur passer de la direction informatique à celle des ressources humaines, puis aux

---

* 19 mars 2015 – *Le Point* n° 2219.

équipements ou à la gestion comptable. Cette absence de spécialisation, à ma connaissance, est unique. Les énarques choisissent un corps, les entreprises privées ont des spécialistes dans chaque domaine. C'est ainsi que les finances sont généralement gérées par un agent comptable, le patrimoine par un architecte, l'informatique par un informaticien… Il ne viendrait à personne l'idée de faire autrement. Et, dans mon métier de médecin hospitalier, la spécialisation, voire l'hyperspécialisation, est (heureusement) la règle.

L'Assistance publique des hôpitaux de Paris, avec un budget de 7 milliards d'euros, souffre d'un déficit prévisionnel de 56,7 millions. La situation est pire à Marseille : 53,9 millions de déficit pour un budget de 1,2 milliard et une dette de près de 100 % ! Son déficit était de 12 millions d'euros en 2012 et il plonge depuis. À Nancy, le CHU affiche un déficit de plus de 30 millions et un endettement de 85 %. Mais tous les hôpitaux publics n'ont pas ces problèmes. Certains directeurs s'en sortent. À Lyon, qui partait d'un déficit de 91 millions en 2008, la situation s'améliore, avec un trou de 27 millions pour un budget de 1,6 milliard et une dette de 50 %. Quelques CHU réussissent même une belle remontée. Ainsi, le budget de Caen, plombé par 42 millions de déficit en 2009, est redevenu bénéficiaire en 2014 ; Montpellier, déficitaire de 22 millions en 2011, a atteint l'équilibre en 2014 et Metz s'est aussi redressé de façon spectaculaire, passant de

13 millions de déficit en 2007 à un budget aujourd'hui à l'équilibre.

Moralité, les CHU ne sont pas ingérables, ils ont seulement besoin d'une action correctrice de l'État afin d'avoir à leur tête des gestionnaires… d'hôpitaux.

> Un patron de CHU doit choisir entre l'intérêt de son établissement et sa carrière personnelle.

ET SI LES MÉDECINS SE LAVAIENT LES MAINS ?*

La mortalité due aux maladies nosocomiales chuterait. Une question de bon sens !

Le personnel hospitalier ne se lave les mains qu'une fois sur trois avant d'intervenir sur un patient. Un manque d'hygiène qui provoque une augmentation des infections contractées à l'hôpital et coûte 30 milliards de dollars par an aux établissements hospitaliers. C'est le constat révélé par des études menées aux États-Unis. Certains hôpitaux ont décidé d'agir, en installant des caméras pour vérifier que les soignants se passent les mains à l'alcool avant de toucher leurs patients. Des puces électroniques évaluent même le temps de lavage. Lorsque l'hôpital North Shore de Long Island a informé son personnel médical de la présence des caméras, le taux moyen d'hygiène est passé de 10 à 88 %. Les infections nosocomiales provoquent des ravages dans tous les pays développés, où elles se classent parmi les dix premières causes de mortalité ! En France, avec 10 000 à 25 000 décès par an, elles sont la septième cause de mortalité avant les accidents de la route. Et elles représentent un déficit

* 13 juin 2013 – *Le Point* n° 2126.

de 4 milliards d'euros pour la Sécurité sociale. 60 à 80 % des infections nosocomiales sont transmises par des cathéters sanguins ou urinaires contaminés par les mains des soignants. Les infections par les sondes urinaires sont à l'origine des septicémies hospitalières les plus fréquentes. Les cathéters sont, eux, à l'origine de la deuxième cause de septicémie hospitalière la plus commune. Sans parler des endoscopes mal désinfectés.

Les différentes stratégies déployées jusqu'à présent, telles que les aérosols d'alcool installés à l'entrée des chambres ou au pied des lits, n'ont pas été très efficaces. La raison ? La faible adhésion du personnel aux mesures de décontamination : à peine 30 % des soignants se lavent les mains avant de toucher leurs patients. Les chirurgiens, qui passent un temps disproportionné à se nettoyer les mains à l'entrée du bloc, oublient cette règle d'hygiène lorsqu'ils visitent leurs malades en chambre. À Marseille, dans le service des maladies infectieuses et tropicales de l'hôpital Nord, sept chambres expérimentales ont été équipées d'un système qui détecte l'utilisation du distributeur d'alcool, grâce à des puces électroniques installées sur le lit du malade, sur le distributeur d'alcool et sur les chaussures des soignants. Résultat : 80 % des médecins se plient à cette hygiène élémentaire. Pour rendre la décontamination plus systématique, un bip signalera à l'avenir tout manquement. L'hôpital Nord va aussi inciter les patients à demander aux soignants s'ils se sont lavé les mains avant de les toucher, ce qui se fait déjà dans certains établissements américains.

La contrainte semble aujourd'hui le seul moyen susceptible de changer radicalement des comportements sanitaires inacceptables. Une évolution qui rappelle la stratégie des radars routiers. La détection des infractions avec pénalisation automatique pour éviter les accidents liés à la vitesse a eu dans les pays européens le succès que l'on sait : 70 % de baisse de la mortalité en dix ans. Ce qui devrait interpeller les médecins qui, aujourd'hui, crient à « Big Brother »…

Un comportement sanitaire inacceptable qui doit cesser coûte que coûte.

ET SI LES MÉDECINS SE LAVAIENT (ENFIN !) LES MAINS ?*

Deux ans après ma chronique du 13 juin 2013, rien n'a changé. 30 000 décès par an sont dus à des infections hospitalières. Et on sait comment limiter les dégâts !

Les infections contractées à l'hôpital sont un drame quotidien, bien plus réel que les suspicions d'épidémies mondiales, type vache folle, grippe aviaire ou coronavirus du Moyen-Orient, pour lesquelles on nous avait prédit le pire. Selon les estimations, de 20 000 à 30 000 personnes décéderaient chaque année en partie à cause des infections hospitalières. Deux pistes majeures s'imposent pour les limiter : l'hygiène des mains des soignants et la limitation des actes agressifs qui percent les défenses physiques naturelles les plus efficaces que sont la peau et les muqueuses.

Le développement de la chirurgie peu invasive – par endoscopie ou par cœlioscopie – a ainsi permis un progrès spectaculaire, car plus le trou pratiqué par le chirurgien est petit et moins ses doigts vont dans la plaie, plus le risque infectieux est faible.

* 18 juin 2015 – *Le Point* n° 2232.

Par ailleurs, il faut limiter drastiquement les « tuyaux » inutiles : cathéters sanguins et urinaires. Leur pose est devenue automatique sans que cela soit toujours nécessaire. Selon ma propre expérience à la Timone, à Marseille, sur 100 patients perfusés dès l'hospitalisation, 10 en avaient réellement besoin. Ces perfusions sont des vecteurs de la septicémie à staphylocoque doré qui tue dans 15 % des cas. Les sondes urinaires, inutiles dans 50 % des cas, sont des sources de septicémie à *Escherichia coli*, également mortelle dans 15 % des cas.

Quant à l'hygiène des mains, le passage à l'alcool avant tout contact avec un patient est la clé de voûte de la prévention. Les études qui évaluent cette pratique depuis vingt ans en observant les comportements des soignants rapportent un pourcentage médian de 60 % de lavage des mains. Depuis deux ans, des travaux d'observation par caméra ou par détection via des puces fixées sur les vêtements des soignants sont publiés, et notre équipe à Marseille confirme le constat : seulement 20 % des soignants se désinfectent les mains avant de toucher un patient alité. Et ce dans des services spécialisés où les personnels sont informés des mesures mais assurés de l'anonymat. L'étude la plus effarante relevait un taux de 6 % ! Il est vraisemblable de penser que la situation est pire dans les services non spécialisés et non évalués. D'où l'intérêt de développer des outils électroniques de détection pour modifier les comportements dangereux. Ces outils pourront peut-être jouer pour les infections hospitalières le rôle que les radars ont eu dans la diminution de la mortalité routière : sauver des vies !

> Deux injonctions majeures : l'hygiène des mains des soignants et la limitation des actes qui percent la peau et la muqueuse.

QUAND L'ÉTHIQUE OUBLIE LA MORALE*

Un déluge de réglementations encadre les essais cliniques. Au détriment de l'intérêt du patient.

L'accident de Rennes – le décès d'un patient après l'expérimentation sur lui d'une nouvelle molécule médicamenteuse – amène à se poser des questions sur la dérive administrative et réglementaire lors de la réflexion éthique dans le cadre de la recherche. Depuis quelques années, les spécialistes de la méthodologie des essais cliniques et ceux que j'appelle « les experts du détail administratif » ont alourdi d'une façon considérable la moindre évaluation scientifique, au point de noyer l'essentiel et d'embrouiller les questions de responsabilité et de risque. Récemment, une institution officielle à laquelle mon laboratoire demandait l'autorisation de collecter des matières fécales chez des volontaires anonymes à des fins de recherche a exigé de prévoir un délai de rétractation de sept jours ! Les formulaires de « consentement éclairé » que nous faisons signer aux participants d'essais cliniques sont devenus incompréhensibles pour 50 % de la population. Ils ressemblent désormais à ce que nous signons pour les assurances ou les contrats juridiques…

---

* 17 mars 2016 – *Le Point* n° 2271.

En outre, ces formulaires mélangent les prélèvements sans risques et l'expérimentation hasardeuse. Est-il nécessaire de faire signer quatre pages pour demander à quelqu'un s'il accepte qu'on ne jette pas ses déchets biologiques à la poubelle ? Idem pour les cordons ombilicaux, objets d'un débat surréaliste ? En revanche, est-ce que l'existence d'un risque impossible à évaluer car aléatoire, comme à Rennes, est exprimée assez clairement pour faire comprendre qu'il peut s'agir d'un risque vital ? Par ailleurs, on accepte dans certains comités d'éthique des essais immoraux, mais méthodologiquement corrects. Ils consistent – sans indemniser le risque – à faire des essais de non-infériorité. C'est-à-dire à tester des molécules dont on n'a pas démontré la parfaite efficacité en les comparant à des molécules de référence. L'objectif n'étant pas une amélioration, mais une efficacité au moins aussi bonne, qui n'est jamais sûre. Aucun des patients signant ce type de consentement n'est conscient de recevoir un traitement possiblement moins efficace, donc sans bénéfice personnel, ni du risque qu'on lui fait prendre. Les comités d'éthique tournent comme une roue dentée sans dents : ils sont dénués de sens moral.

Il ne faut prendre que des risques utiles, informer les patients sur les dangers potentiels, protéger leur anonymat, et, en revanche, alléger les formulaires des tests qui ne présentent pas de risques. La cause de non-consentement la plus communément observée pour les essais sans danger est le manque de clarté du formulaire, ou une forme d'indécence, quand on demande leur signature à des patients plongés dans le drame ou à leur famille.

Expliciter le degré de danger et d'inconnu présenté par les expérimentations thérapeutiques ou l'utilisation de prélèvements humains devrait mener à une remise en perspective morale. Il est urgent de créer des conseils médicaux dont le but ne soit ni la méthode ni la réglementation, mais l'intérêt du patient et celui de la société, grâce à la découverte de nouvelles stratégies diagnostiques et thérapeutiques utiles pour la santé.

Il faut informer les patients sur les dangers et alléger les formulaires de tests qui ne présentent pas de risques.

LA VÉRITÉ MÉDICALE… À TOUT PRIX ?*

Quand le souci de transparence, poussé à l'extrême, se retourne contre ceux auxquels il est censé profiter : le malade et ses proches.

Oui, il faudra parfois assumer de mentir au patient !

J'ai vu évoluer au cours de ma carrière, depuis l'observation des maîtres les plus anciens jusqu'à celle des médecins plus jeunes, les rapports entre médecins et malades d'une manière singulière. Par tradition, les vieux médecins étaient, en France et dans les pays méditerranéens, des hommes bienveillants, protecteurs, et avaient tendance à dissimuler la gravité de leur maladie aux malades pour ne pas les inquiéter, y compris quand il s'agissait de maladies mortelles. Cela allait même parfois jusqu'à cacher le pronostic à la famille. Cette attitude particulièrement paternaliste consistait à traiter les malades comme des enfants, ce qui était évidemment excessif. Par ailleurs, assez communément, et avec beaucoup de succès, les médecins utilisaient à dessein de faux médicaments, vitamines ou produits anodins, pour soulager leurs patients grâce à l'effet placebo. Cela évitait les effets négatifs de médicaments actifs, mais inutiles.

---

* 1er juin 2016 – lepoint.fr.

No placebo

Et puis la vérité médicale « à tout prix » nous est arrivée des pays anglo-saxons. La consigne est devenue « il faut tout dire aux malades » : « Vous avez un cancer et votre espérance de vie est de deux mois » ou « Vous êtes en train de devenir gâteux, abandonnez votre travail ». Ces rapports nouveaux entre médecin et patient m'apparaissent, à moi qui suis entre deux générations, comme blessants, voire sadiques, et d'aucune efficacité. Le médecin n'amortit plus la mauvaise nouvelle. Lui qui, autrefois, s'attribuait l'entière responsabilité de la maladie du patient considère désormais qu'il a le droit de déclamer des horreurs. Le pire, c'est que cette vérité, dont l'intérêt médical est loin d'être évident, peut par la suite se révéler fausse ! Enfin, au nom de la pleine responsabilité et autonomie du patient à l'anglo-saxonne, nous ne pouvons plus prescrire des produits dont nous savons qu'ils n'ont pas d'efficacité chimique, même s'ils ont un intérêt pour le patient. Par ailleurs, le souci de transparence en ce qui concerne les médicaments interdit aux médecins de mentir sur l'efficacité présumée d'une prescription. Donc exit le placebo !

Cela a deux conséquences : la première est la ruée sur les médecines alternatives, où les praticiens sont gentils, patients et utilisent des produits sans danger mais aussi sans démonstration d'une efficacité indéniable. La seconde conséquence est l'augmentation considérable des procès. Étant expert près les tribunaux, j'ai pu constater que, dans la plupart des dossiers, les malades se plaignent plus de la brutalité ou du manque d'attention de leur médecin que de son incompétence.

La médecine reste un art autant qu'une science. Il faudra probablement revenir à un équilibre où l'art d'aider les malades ne peut être remplacé exclusivement par la science. Et, oui, il faudra parfois assumer de mentir !

> Il convient non de cacher, mais d'amortir la mauvaise nouvelle : c'est une question d'humanité.

DON D'ORGANES : UN PEU DE BON SENS !*

Sauf si le patient s'y est opposé ou si sa religion l'interdit, les prélèvements devraient être automatiques.

Les lois de bioéthique ont permis de mettre fin à des pratiques abusives. Les patients pouvaient à leur insu être inclus dans des expérimentations thérapeutiques éventuellement dangereuses. Par ailleurs, leur vie privée pouvait être révélée par des photos de leur maladie ou par des descriptions permettant de les reconnaître. Ces dérives ont attiré l'attention lors de l'apparition du sida, maladie pour laquelle l'anonymat devenait crucial, et des lois ont été votées. Hélas, à cette occasion, de multiples comités se sont formés, ainsi que des administrations qui surenchérissent en permanence. À tel point qu'il devient de plus en plus difficile de faire de la recherche médicale en respectant la loi. Récemment, dans le cadre d'une étude sur le sida, j'ai demandé aux patients qu'ils donnent un peu de matière fécale afin de regarder si les microbes de leur intestin expliquent le risque de septicémie. Le protocole actuel prévoit sept jours de réflexion, donc un deuxième déplacement du malade, avant d'accepter, comme pour les achats démarchés ! L'Europe prépare

* 2 avril 2015 – *Le Point* n° 2221.

un texte qui empêchera de réaliser des études statistiques anonymisées sur des malades, parce qu'il faudra leur accord rétrospectif.

Car comment demander aux 10 000 personnes ayant eu une septicémie à l'hôpital leur autorisation pour évaluer la mortalité et mesurer l'efficacité des prises en charge ? Autre exemple : nous faisons une étude sur le diagnostic et la gravité des infections du cœur ; pour inclure le malade, nous devons lui demander son autorisation – ou, s'il est en réanimation, solliciter sa famille – alors que ce travail est anonyme, n'a aucune influence sur son état et qu'il est indispensable pour la prise en charge des futurs patients. C'est cette demande à un patient mourant ou à une famille désespérée qui est indécente.

Dans le domaine des greffes, où la liste des patients en attente s'allonge et où les organes manquent, le député Jean-Louis Touraine propose de revenir au bon sens et à l'idée « Qui ne dit mot consent », excepté en cas de risque (essais thérapeutiques), ou si le patient s'y est opposé, ou si sa religion l'interdit : c'était l'esprit de la loi de 1976, détruit par celle de 2011. Et, bien sûr, les prélèvements ne doivent pas modifier l'apparence du mort… Comme souvent, la bonne intention des comités d'éthique est d'une naïveté dramatique. Dans le même temps, l'informatisation des hôpitaux met les données des patients à la disposition de tout le personnel, les systèmes de protection étant faciles à contourner ; nos téléphones nous tracent, nos ordinateurs collectent des informations sur nos profils et nos goûts, les gouvernements nous écoutent de plus en plus. Attention au renversement des valeurs ! Les « gentils », a priori, c'est nous, les médecins. Alors, pourquoi nous empêcher de travailler et de sauver des vies ? Demain, celui qui aura besoin de soins ou d'une greffe regrettera les multiples lois faites en son nom, sans qu'il les ait jamais demandées, et qui lui coûtent la vie…

Le député Jean-Louis Touraine a proposé de revenir à l'idée « Qui ne dit mot consent ».

– 3 –

POUR UNE MEILLEURE GESTION DES RISQUES ET DES ÉPIDÉMIES

L'EXEMPLE D'EBOLA

Ce que j'écrivais à propos d'Ébola en 2014
reste valable, dans les conclusions
qui s'ensuivent, pour bien des risques infectieux.

Faut-il avoir peur d'Ebola ?*

Plutôt que de céder à l'affolement,
il faudrait instaurer une meilleure gestion
des risques infectieux.

Ce qu'on ne dit pas sur Ebola est que le risque est de deux natures différentes. Pour les Africains, c'est un risque naturel d'infection mortelle contre lequel l'aide internationale est nécessaire, en utilisant la seule stratégie de traitement existante : l'injection de sérum anti-Ebola dès que possible. Le virus Ebola sévit depuis longtemps en Afrique. Il s'agit d'un agent de zoonose, une maladie des animaux qui se transmet parfois à l'homme. Ce virus vient des chauves-souris de la zone africaine intertropicale. L'homme peut être contaminé directement par une morsure, ou par la consommation de viande de singe ou de chauve-souris. C'est

* 14 août 2014 – *Le Point* n° 2187.

d'ailleurs contre cette habitude alimentaire qu'il faut lutter dans l'épidémie actuelle. En Europe, le risque est indirect. La transmission interhumaine d'Ebola est très faible, car elle se fait par contact direct avec les « fluides » : salive, urine, sang. Elle survient donc seulement dans la famille proche et chez les soignants qui n'ont pas adopté les mesures de précaution, pourtant simples.

La dramatisation des risques infectieux terrorise la population et amène des comportements inappropriés et disproportionnés. Rappelons que la menace bioterroriste du bacille du charbon aux États-Unis est due à son utilisation par un employé de l'armée américaine chargé du programme de développement du charbon. Le coût pour le monde de cette négligence de l'US Army dépasserait 40 milliards d'euros... De même, la grippe aviaire en France puis la pandémie H1N1 n'ont pas été gérées comme des épidémies de grippe, mais quasi comme des guerres, avec un coût colossal et des résultats piteux. Concernant le virus Ebola, la réglementation européenne, jusqu'à la fin du mois de juillet [NDE : 2014], interdisait de faire un examen biologique chez un patient atteint ou suspect ailleurs que dans un P4, un laboratoire de très haute sécurité, ce qui était par exemple impossible en France, où nos deux P4 ne sont pas équipés pour la biologie de routine. Ce verrouillage administratif a sauté du fait de l'épidémie en cours en Afrique...

Le coronavirus d'Arabie saoudite a très vite disparu du radar après avoir suscité une grande excitation internationale.

Ces alertes montrent la nécessité d'une gestion organisée, associant médecins, épidémiologistes, biologistes et chercheurs dans une même entité, afin de conserver du bon sens et du calme pour réagir pragmatiquement face aux problèmes sanitaires. Les organisations gouvernementales ou internationales, déconnectées du terrain, affolées par la peur de se tromper et l'emballement médiatique, ne peuvent plus gérer ce type de risques. En 2003, sollicité par le ministère de la Santé pour rédiger un rapport sur le bioterrorisme, j'avais accepté, à la condition durement négociée d'étendre ce travail aux crises sanitaires d'origine infectieuse. Les conclusions du rapport sont toujours d'actualité : leur mise en œuvre permettrait de développer en France une réponse graduelle proportionnée et nous éviterait de basculer du déni dans l'affolement. *Qui vis pacem, para bellum* (« Qui veut la paix prépare la guerre »).

> La dramatisation des risques infectieux terrorise la population et occasionne des comportements inappropriés et disproportionnés.

Qui veut la paix prépare la guerre*

Il est impératif d'entraîner les personnels soignants à la gestion des cas suspects d'Ebola.

Le risque d'importation de malades d'Ebola en Europe est proportionnel au nombre de personnes voyageant dans les zones épidémiques. En France, l'effectif n'est pas négligeable du fait du nombre de volontaires partis sur le terrain, dont nous n'avons pas la traçabilité. Le risque de cas secondaires demeure toutefois faible, sauf si le patient cache son état ou passe entre les mailles du filet. Face à un virus aussi contagieux, nous avons besoin d'un diagnostic très rapide pour prendre les précautions nécessaires quand c'est positif, et lever l'isolement, rassurer le personnel et le patient dans les cas négatifs. Le circuit actuel qui consiste à envoyer les prélèvements à Lyon pour faire un PCR, un diagnostic moléculaire, dans un laboratoire P4 n'est donc pas légitime. Il faut utiliser les modes de décontamination sur place et traiter les PCR en utilisant des réactifs, qui sont commercialisés en Allemagne, pour donner une réponse en moins de deux heures. La mise en place rapide de cette nouvelle stratégie est indispensable, car les cas vont aller en se multipliant.

Le diagnostic établi, il faut isoler le patient. C'est pour l'instant la mesure essentielle, car il n'existe pas

* 16 octobre 2014 – *Le Point* n° 2196.

encore de traitement ayant fait la preuve de son efficacité. Avec une telle mortalité, toutes les audaces sont permises. L'injection au début de la maladie d'anticorps de patients guéris a donné des résultats très positifs dans d'autres infections virales. Mais l'isolement est un problème d'ordre public compliqué dans les pays dotés d'infrastructures sanitaires insuffisantes et sujets aux troubles sociaux. Ce qui explique la diffusion de l'épidémie en Afrique. La prévention de l'infection repose sur l'absence totale de contact avec les « fluides » du patient et de contact direct ou indirect avec des objets contaminés. C'est beaucoup plus difficile qu'il n'y paraît. On l'a vu avec la contamination du personnel de l'hôpital espagnol, dont le service des maladies infectieuses avait été fermé pour des raisons budgétaires. Dans mon expérience, le personnel entraîné à la gestion de la contagion en service spécialisé est généralement beaucoup moins contaminé que le personnel soignant prévenu mais non entraîné. L'entraînement des personnels soignants, avec analyse vidéo, est donc essentiel.

Les épidémies dans des pays pauvres et désorganisés continueront à faire des ravages si nous ne faisons rien. La mise en place de réseaux avec des praticiens formés au diagnostic et le transfert rapide de technologies vers ces pays relèvent des priorités de notre fondation Méditerranée Infection, qui réunit à l'hôpital de la Timone, à Marseille, médecins, chercheurs et industriels. En Guinée, où nous avons formé quatre étudiants en thèse de science de très haut niveau, l'un participe actuellement à la mise en place de diagnostics fiables. L'investissement dans les hommes et les technologies est crucial pour l'Afrique, Ebola nous le rappelle. *Si vis pacem, para bellum.*

> Les épidémies dans des pays pauvres et désorganisés continueront à faire des ravages si nous ne faisons rien !

Ebola, la leçon que nous donne l'Afrique*

Malgré ses maigres moyens, le continent africain peut être fier de sa gestion de la transmission du virus.

Avec l'épidémie d'Ebola, l'Afrique vient de nous donner une leçon : la qualité de la lutte contre une maladie contagieuse n'est pas forcément liée à l'importance des moyens déployés. Pour preuve. On trouve deux cas importés en France, sans transmission secondaire, un cas importé en Espagne avec un cas secondaire, et un cas importé aux États-Unis avec deux cas

* 11 décembre 2014 – *Le Point* n° 2204.

secondaires. Les diagnostics ont été pratiqués sur place, les mesures de précaution appliquées étaient censées être extrêmement sophistiquées, il suffit de voir les personnels de santé habillés comme des astronautes, alors que la maladie n'est pas transmissible par voie respiratoire… En réalité, beaucoup de négligences ont été observées.

On le dit peu, mais le taux de transmission secondaire aux soignants dans les pays les plus pauvres, grâce au travail sur le terrain de Médecins sans frontières, n'est pas plus élevé que celui observé dans les pays les plus riches. La raison est que ce virus est extraordinairement sensible aux produits chimiques tels que l'alcool et l'eau de Javel. À défaut d'avoir des combinaisons d'astronautes, le personnel sur place – africain ou expatrié – utilise des doses très importantes de liquides décontaminants. Ainsi, après une prise de sang, il est nécessaire d'arroser le bras où perle une goutte de sang avec ce type de produits. De la même façon, il convient de désinfecter ses gants avant d'enlever ses vêtements. L'omission de cette procédure basique dans les pays développés serait la source d'un certain nombre d'infections secondaires.

La peur et le suréquipement ne remplacent pas le bon sens, qui consiste d'abord à tuer le virus, avec des moyens simples et peu coûteux, avant de multiplier les précautions physiques, extraordinairement onéreuses et insuffisamment efficaces, si les moyens chimiques ne sont pas utilisés. Ce qui se déroule en Afrique avec

Ebola nous en apprend beaucoup sur la contagion. Ce retour d'expérience doit permettre d'éviter qu'une maladie beaucoup plus contagieuse par transmission manuelle ne fasse demain des ravages. Notre chance, c'est la grande sensibilité du virus à tous les agents chimiques. Si nous respectons ce principe de base, qui est de répandre des produits chimiques actifs sur toutes les sécrétions des malades que nous manipulons, ainsi que sur nos mains et nos gants, nous empêcherons la contagion du personnel soignant. Il est vraisemblable que ces mesures et le contrôle des inhumations permettront la maîtrise de cette épidémie. Merci à l'Afrique pour cette leçon !

> La peur et le suréquipement ne remplacent pas les stratégies de bon sens.

LA REINE ROUGE ET LES MICROBES*

La résistance des bactéries s'explique surtout par des erreurs de stratégie industrielle.

Parmi les inquiétudes récurrentes qui traversent notre société, les bactéries résistantes aux antibiotiques, voire résistantes à tous les antibiotiques, occupent une place grandissante. Cette résistance obéit au modèle de la « reine rouge ». Dans ce modèle, décrit par le biologiste américain Leigh Van Valen, une analogie avec le roman de Lewis Carroll *De l'autre côté du miroir* est utilisée. Alice court à côté de la reine rouge, mais le paysage ne change pas autour d'elles, et lorsque Alice s'en étonne la reine lui dit qu'il faut courir aussi vite que possible pour rester à la même place. En biologie évolutive, cela signifie que l'évolution permanente d'une espèce est nécessaire si elle veut survivre, en raison des évolutions des espèces avec lesquelles elle coévolue.

Ce modèle d'évolution s'applique à beaucoup de domaines, mais a été théorisé pour les microbes. La résistance des bactéries aux antibiotiques est aussi ancienne que les antibiotiques eux-mêmes : des millions

* 11 septembre 2014 – *Le Point* n° 2191.

d'années. En effet, les antibiotiques, qui, rappelons-le, ont été mis au point initialement par les microbes pour lutter entre eux, ont aussi fait l'objet de parades chez les microbes qui étaient ciblés. L'usage intensif d'antibiotiques par l'homme favorise les populations résistantes. C'est pourquoi ils ne sont plus autorisés comme facteur de croissance dans les élevages en Europe. La première crise décrivant l'apocalypse de la résistance de bactéries pathogènes date des années 1970. Les dernières alarmes concernent les bacilles tuberculeux multirésistants. Pourtant, pour prendre l'exemple de ma pratique à Marseille, je n'ai eu connaissance, depuis 1978, que d'un seul décès par septicémie à germe résistant à tous les antibiotiques connus. Les autres malades morts d'infection bactérienne l'ont été du fait d'une prise en charge défectueuse ou tardive, d'un choc septique ou d'une défaillance généralisée.

Pour lutter efficacement contre les infections bactériennes, il faudrait pouvoir utiliser tout notre arsenal thérapeutique, mais certains produits ne sont plus rentables car non protégés par un brevet, ils ne sont plus évalués et parfois ne sont plus produits, sauf dans les pays émergents comme l'Inde. Par ailleurs, au lieu de poursuivre la recherche de produits naturels qui sont employés par les microbes pour se combattre, l'industrie a investi massivement dans une recherche conceptuelle qui n'a pas abouti. Au final, la crise de la résistance des bactéries ne tue pas beaucoup par elle-même, mais elle jette une lumière crue sur la mauvaise gestion de notre patrimoine antibiotique, les erreurs de stratégie des industries du médicament et la surréactivité de nos sociétés angoissées. Les bactéries continueront à découvrir et à utiliser des défenses et, pour les combattre, nous ne sommes pas désarmés, mais… mal organisés.

> Devenus non utilisables, certains antibactériens efficaces disparaissent de l'arsenal thérapeutique.

LA CINGLANTE LEÇON DE LA GRIPPE*

Notre système de prévention est incapable de lutter contre les épidémies de virus. Il est urgent d'agir.

L'épidémie de grippe que nous subissons actuellement [NDE : 2015] est très violente. C'est la plus importante que nous ayons eue depuis la généralisation des tests rapides de confirmation il y a dix ans. En réalité, il ne s'agit pas d'une, mais de trois épidémies au moins, avec trois virus grippaux différents (B, H1N1, H3N2) accompagnés d'autres virus respiratoires tels que le virus respiratoire syncytial – premier virus responsable d'infections des poumons et des voies respiratoires –, le rhinovirus – qui arrive juste derrière, en nombre de cas –, le coronavirus – capable de provoquer un large éventail de maladies –, ou encore le dernier identifié, le métapneumovirus.

Déjà, il faut revoir nos stratégies thérapeutiques : pas d'aspirine chez les nourrissons, cela peut les tuer, mais des antibiotiques chez les sujets à risque de pneumonie. Ensuite, cette épidémie révèle cruellement les défauts de notre système de prévention. Ainsi, on ignorait il y a quelques années encore que les mains sont le véhicule

* 26 février 2015 – *Le Point* n° 2216.

principal du virus. Et aujourd'hui, on ne recommande toujours pas la vaccination la plus efficace pour éviter l'épidémie de grippe : celle des jeunes enfants, qui sont les relais de la maladie et les plus contagieux. Par ailleurs, nous ne maîtrisons pas l'épidémie entre les murs de nos hôpitaux, qui fait des morts parmi des gens soignés pour d'autres raisons. C'est ce qui est arrivé à Marseille dans des services de gériatrie, de médecine interne et de cardiologie. Nous recensons déjà près de 100 infections acquises à l'hôpital et 3 morts. Les circuits vers des services spécialisés dans la prise en charge de patients contagieux n'ont pas été organisés à temps, et le personnel des services non spécialisés n'étant pas préparé à la gestion de patients contagieux et souvent pas vaccinés, les malades n'ont pas été détectés ni isolés immédiatement dans des chambres à un lit. Chaque fois que survient une épidémie de grippe, les infections hospitalières sont beaucoup plus fréquentes dans les services non spécialisés que dans les services de maladies infectieuses. Ainsi, la contamination intrahospitalière se produit souvent dans les services de radiologie, où l'on continue à faire des examens de radiologie chez les grippés… En 2011, une vaste épidémie de rougeole avait aussi eu un impact considérable dans les hôpitaux en France, y compris parmi le personnel de soins, et entraîné des morts.

L'angoisse de la population devant des épidémies pour lesquelles elle est peu concernée directement, comme Ebola, le coronavirus du Moyen-Orient ou la grippe aviaire, s'explique sans doute par sa perception de notre incapacité à contenir les épidémies de virus bien connus, pour lesquels il existe des vaccins. Une impuissance qui laisse présager le désastre que causerait une épidémie avec des virus plus contagieux et sans vaccin. Il est urgent d'organiser une parade aux poussées épidémiques dans les hôpitaux. Le projet de recherche que je dirige, qui vise à créer un hôpital de recherche à Marseille, en 2016, pour mettre au point des stratégies de lutte contre la transmission des maladies contagieuses, pourrait apporter des solutions. Pourvu qu'on nous laisse le mener à son terme.

Il est urgent d'organiser une parade aux poussées épidémiques dans les hôpitaux.

VACCINS : EN FINIR AVEC LES FANTAISISTES*

La polémique, vive, est due au manque d'information sur les risques et à l'inertie des pouvoirs publics.

Nous avons un problème avec les vaccins. Comme il s'agit d'un sujet sensible, car extrêmement controversé, il faudrait déjà un peu de pédagogie pour réduire le décalage entre les affirmations fantaisistes et les connaissances scientifiques. Les gouvernements sont tétanisés à l'idée du moindre changement, et l'on conserve en France des vaccins obligatoires à l'utilité douteuse. Parmi ceux-là, le vaccin contre la poliomyélite, sur lequel un professeur de médecine a récemment battu du tambour médiatique alors qu'il est inutile : depuis vingt ans, il n'y a plus eu de cas en Europe. D'autres vaccins ne sont plus efficaces en France depuis trente ans, comme le BCG. À l'inverse, des vaccins efficaces dans la prévention de cancers (gorge, col de l'utérus, anus, foie), les vaccins contre l'hépatite B et les papillomavirus sont mal perçus, et parfois même non remboursés. Ils sont soumis aux aléas de jugements déconnectés de l'état des connaissances scientifiques, et donc pénalisés en termes de prix. La généralisation du vaccin contre le papillomavirus, qui permet une prévention des cancers de l'utérus, de la gorge et de l'anus,

* 4 juin 2015 – *Le Point* n° 2230.

mériterait d'être organisée. Le papillomavirus est une infection sexuellement transmissible, donc il faudrait vacciner les hommes et les femmes. Le vaccin contre *Haemophilus influenzae* a, lui, fait disparaître les méningites de l'enfant dues à ce germe – les plus communes. Celui contre le pneumocoque a réduit de façon spectaculaire non seulement les méningites et les otites enfantines dues à ce microbe, mais aussi, étonnamment, les pneumonies des sujets âgés, car les enfants étaient les vecteurs de ce germe. Les morts dues à la grippe auraient pu être évitées par une stratégie vaccinale étendue aux enfants, limitant la circulation des virus et empêchant l'infection des sujets âgés qui répondent mal au vaccin. Quant à la vaccination contre la rougeole, l'intérêt à la maintenir est évident, nous avons eu une épidémie en France en 2011 qui a fait dix morts ! Nous sommes trop statiques et trop peu informés. L'évaluation du risque que font courir les maladies pour lesquelles il existe un vaccin, et celle du risque que présente ce vaccin devraient être disponibles et mises à jour, afin que chacun puisse juger ce qui est bon pour lui. À terme, on développera des vaccinations personnalisées, avec des cocktails répondant aux besoins spécifiques des individus. Cela permettra d'avoir une approche dépassionnée des vaccins. Enfin !

> Les morts dues à la grippe [NDE : de 2015] auraient pu être évitées par une stratégie vaccinale étendue aux enfants.

ZIKA, HISTOIRE D'UN (INQUIÉTANT) RATAGE*

L'épidémie pouvait être anticipée. Mais les lanceurs d'alerte n'ont pas eu l'oreille des instances sanitaires.

Le virus Zika est un exemple tragique de l'importance de la détection et de la réactivité en matière d'épidémie. Transmis par les moustiques, il est connu depuis longtemps en Afrique. Mais très peu de travaux lui avaient été consacrés. L'intérêt a commencé en 2008, lorsqu'une épidémie s'est déclenchée en Micronésie. Toutefois, jusqu'en 2013, seulement 27 publications avaient été consacrées à ce virus, bien qu'on ait découvert entre-temps, à Singapour, que le fameux moustique tigre était son vecteur. Or celui-ci transmet aussi dengue et chikungunya. Dès lors, la suite était prévisible. Même réservoir, l'homme, et même vecteur. En 2013, la maladie a envahi Tahiti, où l'un de mes anciens étudiants, Didier Musso (voir l'interview sur lepoint.fr), a, pour la première fois, rapporté le risque de transmission sexuelle et sanguine – la maladie peut être asymptomatique – et décrit l'atteinte neurologique grave et potentiellement mortelle qu'elle peut provoquer – le syndrome de Guillain-Barré. Enfin, il a alerté dans *The Lancet* sur le risque de mondialisation. La

* 11 février 2016 – *Le Point* n° 2266.

maladie a atteint la Nouvelle-Calédonie puis le continent américain – Brésil, Guyane, Antilles –, avec une ampleur gigantesque. De façon parallèle est apparue une « épidémie » de naissances d'enfants microcéphales.

Le risque de transmission sexuelle est avéré et son rôle à venir imprévisible. Que faire à présent ? Mener d'urgence une étude pour voir combien de temps le virus persiste dans le sperme. Généraliser les tests sérologiques afin d'identifier les personnes sensibles, décontaminer le sang grâce au procédé validé par Musso, et tester les antibiotiques efficaces sur ce type de virus. En priorité, l'ivermectine et la teicoplanine, deux anciennes molécules jamais testées sur les virus, car elles étaient réputées n'agir que sur les bactéries. Jusqu'à ce que l'ivermectine prouve son efficacité sur chikungunya et la teicoplanine sur Ebola…

À l'avenir, les lanceurs d'alerte, quand ils sont publiés par les meilleurs journaux scientifiques, devront être écoutés jusque dans les ministères et intégrés dans une stratégie de lutte qui s'appuie sur les chercheurs capables de faire preuve d'innovation. Une veille sanitaire doit pouvoir détecter les phénomènes nouveaux anormaux et faire preuve de réactivité. Ce qui n'a été ni le cas de l'OMS ni celui des autorités sanitaires nationales.

La France était le premier des grands pays scientifiques informés grâce à l'investigation d'un chercheur basé à Tahiti. Et la mobilisation générale a été déclenchée par l'Amérique, après l'invasion du Brésil par le virus…

> Un Français avait rapporté le risque de transmission sexuelle et sanguine, ainsi que celui de mondialisation du virus.

– TROISIÈME PARTIE –

LA RECHERCHE SCIENTIFIQUE EN FRANCE ET DANS LE MONDE

LES RISQUES DU PRINCIPE DE PRÉCAUTION*

La multiplication des normes handicape la recherche, et donc la lutte contre de vrais dangers.

On le sait, l'enfer est pavé de bonnes intentions. Le principe de précaution a été utilisé pour la première fois en juin 1992 dans la déclaration de Rio afin de protéger l'environnement de risques de dommages graves ou irréversibles, même en l'« absence de certitude scientifique absolue ». Le problème est que nous sommes passés de la précaution à la suspicion. Gravé dans notre Constitution, le principe de précaution a institutionnalisé la peur. Avec de multiples dérives.

L'un des meilleurs exemples est le sort fait aux laboratoires de sécurité microbiologique. De ces laboratoires en France ne s'est jamais échappé le moindre microbe dangereux. Dans ces conditions, que signifie l'augmentation tous les deux ans d'une nouvelle réglementation plus contraignante, avec une armée de fonctionnaires exogènes venant juger de ce qui est conforme et de ce qui ne l'est pas ? Ce sont des postes d'agents de sécurité, de nouvelles normes obligeant à refaire l'électricité, les portes, les ascenseurs… Ce qui

* 14 mars 2013 – *Le Point* n° 2113.

entraîne une forme d'impôts indirects que tous doivent payer, avec un intérêt négligeable pour la sécurité – les erreurs humaines étant par nature difficiles à éviter. Au nom d'un bioterrorisme virtuel, nous n'aurons bientôt plus les moyens de diagnostiquer et d'étudier les tueurs que sont la peste, la tularémie ou le charbon, à cause de peurs sans substance et d'une surenchère d'exigences sécuritaires et de normes. La transformation génétique des microbes est à la source depuis trente ans des plus grandes avancées médicales telles que l'insuline ; or il faut maintenant plusieurs millions d'euros pour pouvoir travailler sur les microbes.

Le principe de précaution privilégie la prévention de risques virtuels aux dépens de risques, eux, bien réels – aucun décès dû aux OGM ou aux microbes échappés de laboratoire au regard des millions de victimes de maladies infectieuses. Au principe de précaution, pourquoi ne pas préférer le principe de vigilance qui permet de détecter précocement les phénomènes anormaux et de proportionner la réaction ? L'affaire du Mediator et celle du sang contaminé sont des exemples de manque de vigilance, l'arrêt injustifié de la vaccination contre l'hépatite B, un exemple d'application dangereuse du principe de précaution.

Toute innovation technologique s'accompagne nécessairement d'incertitudes. Si l'on avait appliqué le principe de précaution, nous ne serions sans doute jamais allés sur la Lune ! L'obsession sécuritaire et réglementaire des années Bush dans les laboratoires, associée aux restrictions sur les visas des chercheurs étrangers, a accéléré le déclin de la science américaine. Si ce déclin ne nous a pas atteints de façon aussi brutale, ce n'est peut-être qu'en raison de notre moindre rapidité à réagir… À l'inverse, ni la Chine ni l'Inde ne sont paralysées par la peur.

Finalement, ce que le principe de précaution refuse d'admettre, c'est que l'avenir est imprévisible !

VIVE LE CLASSEMENT DE SHANGHAI !*

Pourquoi ce palmarès si décrié en France fait du bien à nos universités.

Le classement de Shanghai 2013 vient d'être publié et, comme chaque fois, la place modeste des universités françaises – 4 seulement parmi les 100 premières – provoque des réactions violentes, jusqu'à la mise en cause de la pertinence d'une telle classification. Qu'en est-il vraiment ?

Le palmarès de Shanghai se fonde sur le nombre de publications scientifiques dans les bases de données de référence et les meilleurs journaux mondiaux, et sur les grands prix attribués à des chercheurs ou des professeurs d'université. Le thermomètre n'est pas faux. D'abord, la place de la France correspond à la réalité. Nous produisons 4 % des articles scientifiques, ce qui explique nos 4 universités distinguées. Une production qui nous met à la sixième place mondiale. Le classement de Shanghai est d'ailleurs comparable à celui du *World University Ranking* de Thomson Reuters. Là encore, nous avons 4 universités classées. Comme la Suisse, qui, compte tenu de sa population, fait mieux

* 22 août 2013 – *Le Point* n° 2136.

proportionnellement. De même que la Suède, les Pays-Bas et Israël, avec 3 universités classées.

Ensuite, le classement correspond aux points forts et faibles de notre pays. On retrouve l'excellent niveau de la France en mathématiques, nous avons 6 universités classées sur 100. De même, nous sommes bons en physique (4 sur 100). En revanche, nous peinons en sciences de la vie (1 sur 100). Nous ne sommes pas terribles en médecine (2 sur 100), encore moins en informatique (1 sur 100), en économie (1 sur 100) et en chimie (1 sur 100). L'évaluation des champs scientifiques est le reflet des choix stratégiques de la France dans l'enseignement – l'accent mis sur les mathématiques – et dans les équipements – priorité à la physique – depuis des décennies.

Le tableau est peut-être déplaisant, mais il est juste, à défaut d'être parfait. Ce qui explique pourquoi cette classification s'est petit à petit imposée. Chaque année, Shanghai montre les progrès et les régressions des différentes universités mondiales, et que voyons-nous ? Que la France progresse malgré tout. Or cette amélioration est justement due au classement de Shanghai ! Il a servi de moteur au fameux « grand emprunt », au regroupement des universités et aux réformes universitaires – passées et en cours – qui permettent à la France de mieux organiser et donc d'augmenter sa production scientifique. Ainsi, la restructuration des universités françaises leur a donné un peu plus de visibilité sur la scène de la recherche mondiale. C'est notamment le cas à Aix-Marseille, où le regroupement des trois universités de sciences a permis de les faire progresser.

Preuve que la recherche scientifique n'est pas un domaine dans lequel la France décline. Ne manque plus qu'un peu de maturité pour accepter les classifications internationales et accepter de nous mesurer aux autres. Ce qui fera le plus grand bien à notre recherche…

Ce classement a permis à la France d'augmenter sa production scientifique.

RECHERCHE : TOUT NE VA PAS SI MAL ![*]

La France reste une grande puissance scientifique par la quantité et la qualité de ses publications.

On attendait les chiffres, et ils sont bons ! Il ne s'agit ni de chômage ni de croissance, mais… de recherche. Selon le dernier rapport de Thomson Reuters, qui permet d'évaluer les résultats en recherche et innovation des différents pays du G20 et leur évolution de 2003 à 2012, la Chine pèse désormais 14 % du total des publications, les États-Unis ont perdu 5 % de poids dans la production mondiale (de 33 à 27,8 %) et l'Europe affiche un destin comparable, en moins inquiétant, avec une diminution de 3 % (de 38,5 à 35 %). Mais la belle et grande surprise est que la France arrive à tirer son épingle du jeu. En dix ans, le nombre de publications françaises a même augmenté de 28 % (51 000 à 65 000 par an) !

Si, du fait de la redistribution des cartes, sa part mondiale a régressé de 6 à 5,2 %, elle fait mieux que la Grande-Bretagne, que l'Allemagne et, surtout, que le Japon, dont l'effondrement lui permet de garder sa cinquième place ! Selon les tout derniers chiffres

* 17 juillet 2014 – *Le Point* n° 2183.

de PubMed, la base de données qui recense tous les ouvrages scientifiques en génie biomédical et en sciences de la vie, la France s'offre même un record avec une très rapide montée en puissance du nombre de publications biomédicales, de 15 000 en 1995 à 30 000 l'an dernier, et qui atteint dès à présent 24 000 références, soit déjà 80 % de toute la production de 2013 ! De quoi espérer une augmentation de 30 % pour toute l'année 2014. Encore plus fort que la Chine, qui vient de réaliser 66 % de sa production. En prime, la qualité de nos publications scientifiques a également progressé, en termes d'impact de chaque publication et de nombre de papiers cités. Arrivent en tête des matières d'excellence l'astronomie et l'astrophysique, les sciences de la Terre, la physique, puis la microbiologie et la recherche médicale.

Même sur le plan des brevets et de la propriété intellectuelle, nous progressons (de plus de 10 %), comme la moyenne des pays européens (12 %). Nos domaines de prédilection – la cosmétique, l'aérospatiale, l'automobile et le nucléaire – représentent la majorité des brevets avec lesquels nous pesons sur le plan mondial. La nouvelle la plus satisfaisante est que les brevets communément déposés dans l'Hexagone le sont par des sociétés françaises, en particulier Peugeot, L'Oréal, Renault, Orange et Michelin. En Angleterre ou aux États-Unis, beaucoup de brevets émanent de sociétés étrangères au pays. Par ailleurs, le CEA et le CNRS contribuent aussi fortement à l'innovation, alors que ces structures restent une exception dans le paysage mondial.

Dans un monde scientifique en bouleversement rapide qui voit le décollage spectaculaire de la Chine, de la Corée du Sud et de l'Inde, et le déclin marqué du Japon, de la Grande-Bretagne et des États-Unis, la puissance scientifique française résiste, grâce à la qualité de sa recherche. Voilà enfin une raison d'être optimiste.

> En tête de nos matières d'excellence : l'astronomie et l'astrophysique, les sciences de la Terre, la physique, puis la microbiologie et la recherche médicale.

LE DÉCLIN DE LA SCIENCE AMÉRICAINE*

Innovation. L'Amérique est désormais distancée par les pays qui investissent dans la recherche.

La production scientifique est un des éléments de la vitalité d'un pays dont on peut déduire la puissance technologique future. La France représentait à la fin du XVIIIe siècle 40 % des publications en sciences médicales, contre 4 % aujourd'hui. À la suite de la décapitation de ses élites et de la fermeture des universités, elle fut dépassée au XIXe siècle par l'Allemagne, la Grande-Bretagne et les États-Unis, et depuis par le Japon et la Chine.

Les États-Unis ont dominé le monde scientifique pendant le XXe siècle, mais un article récent (dans la revue américaine *Science*, 5 août 2011) montre la rapidité de leur déclin, passant de 1995 à 2007 de 34,2 % à 27,6 % des publications mondiales.

Plusieurs facteurs sont en cause : l'augmentation de la concurrence des pays émergents ; le fait que l'Amérique (comme l'Europe !) n'attire ni les meilleurs ni les plus brillants pour en faire des chercheurs ; et

* 22 septembre 2011 – *Le Point* n° 2036.

le 11 septembre, qui a limité l'immigration des chercheurs étrangers et rend, par peur irréaliste du terrorisme, la vie dans les campus infiniment plus complexe et moins performante ; mais aussi le système inefficace de financement de la recherche sur projet (inventé par les Américains et que nous avons importé en France). Alors que, dès 1986, l'Angleterre privilégiait le financement des départements et des universités en fonction de leur production scientifique.

La prime au résultat

Un système si efficace que rapidement les pays du nord de l'Europe, ainsi que l'Australie et la Nouvelle-Zélande et maintenant l'Italie, l'ont adopté. Il sera probablement mis en place en France avec la réforme des universités. Il a paradoxalement déjà été mis en œuvre dans les hôpitaux, où la dotation – variable – repose en grande partie sur la production scientifique brute (publications et brevets). Enfin, le dernier élément, le plus troublant, est le financement direct des chercheurs en fonction des résultats. La Chine, la Turquie, la Corée ont maintenant une politique de financement direct à la publication : au même titre que les sportifs de haut niveau qui réussissent une compétition, l'auteur a une dotation personnelle en cash. L'évaluation par le journal *Science* montre que c'est, de très loin, la politique la plus efficace. Dans l'IHU (institut hospitalo-universitaire) que je suis en train de construire grâce au grand emprunt, une partie sera consacrée au versement d'une prime directement liée à la publication dans un journal de très haut niveau, sans passer par un quelconque comité.

Dans la compétition actuelle, il est important d'adopter les recettes efficaces. Le monde émergent est en train de redécouvrir qu'accorder un bénéfice direct à ceux qui produisent la publication scientifique est le meilleur moteur. Et le résultat en est bouleversant.

> Le financement direct des chercheurs en fonction des résultats est, de très loin, la politique la plus efficace.

LA PERCÉE DE LA SCIENCE EN ORIENT*

Nous assistons à un bouleversement des rapports de force dans le paysage scientifique mondial.

L'évaluation de la recherche peut se faire d'une façon assez simple par le dénombrement de la production scientifique écrite. Bien sûr, les indicateurs de performance sont toujours critiquables – ils sont d'ailleurs largement critiqués –, mais leur observation au cours du temps permet de dessiner les grandes tendances qui restent, elles, difficilement contestables. Or nous sommes en train d'assister, dans le courant du XXIe siècle, à un bouleversement de la situation de la science dans le monde. Quel est-il ? D'abord, depuis peu, le doublement de la production annuelle, qui atteint 2,5 millions d'articles en 2012, contre 1,2 million de 1999 à 2008. Ensuite, la mise en place de nouveaux rapports de force entre les pays. Ainsi, la recherche américaine a largement entamé son déclin. Les États-Unis, qui produisaient, à la fin du XXe siècle, 38 % des publications scientifiques du monde, n'en génèrent plus que 22 % en 2012. Ce changement brutal n'a d'équivalent que la diminution relative de la puissance scientifique de la France, au milieu du

* 10 octobre 2013 – *Le Point* n° 2143.

XIXe siècle, lorsqu'elle est passée de la première à la quatrième place.

Derrière les États-Unis, la Chine, classée à la cinquième place au début du XXIe siècle, pointe désormais à la deuxième, avec une production scientifique qui représente plus de la moitié de celle des États-Unis. Cela fait trente ans que la recherche scientifique américaine n'avait pas eu de compétiteur de cette dimension. Un changement extrêmement rapide et brutal, qui témoigne d'une nouvelle orientation considérable de la puissance scientifique. Le Japon, qui était encore deuxième à la fin du XXe siècle, rétrograde maintenant à la cinquième place, derrière l'Angleterre et l'Allemagne. Toutes deux conservent leur rang, mais leur apport à la production scientifique mondiale régresse. Autres progressions extrêmement importantes : celles de l'Inde, qui arrive à la onzième place, de la Corée du Sud, qui oscille entre la douzième et la quatorzième, et du Brésil, qui se classe quatorzième, juste devant Taïwan.

Dans ce nouveau jeu de cartes, où se situe la France ? Nous produisons seulement 3,7 % de la recherche mondiale, contre 5,9 % encore à la fin du XXe siècle.

Mais c'est l'émergence des pays d'Orient dans la science actuelle qui en est l'un des éléments les plus marquants. La très grande surprise vient de la montée en puissance de la Turquie et de l'Iran, qui occupent maintenant les dix-huitième et dix-neuvième positions, et donc intègrent le top 20, où ils prennent la place de la Pologne et de la Belgique. Que l'Iran ait une production scientifique qui dépasse celle de la Suède et talonne celle de la Russie apporte un nouvel éclairage sur ces pays.

Le monde scientifique change très rapidement ; la priorité à la science et l'investissement massif consentis par un certain nombre de nations expliquent ce rattrapage considérable. Désormais, l'Orient talonne, voire dépasse en production scientifique la plupart des pays européens. Un nouveau jeu des puissances scientifiques qui va bouleverser le paysage technique et économique du monde.

La Turquie et l'Iran détrônent désormais la Pologne et la Belgique.

RECHERCHE MÉDICALE, L'EXEMPLE ITALIEN*

La France devrait s'inspirer des règles de recrutement adoptées dans un pays souvent méprisé.

L'Italie est souvent l'objet de critiques moqueuses, elle fait partie des pays du « club Méditerranée », comme on dit, et, dans le monde scientifique, on méprise la recherche italienne selon un gradient nord-sud. Les Italiens eux-mêmes émettent des critiques acerbes sur leur recherche, assurant qu'il existe un manque de concurrence et éventuellement de la corruption dans la compétition pour les emplois et les dotations financières. Toutefois, en 2011, l'Italie a introduit une règle correctrice qui pourrait être implantée en France. Désormais, chaque candidat, avant son recrutement dans une université, subit une préévaluation au niveau national fondée sur trois critères objectifs : le nombre de papiers scientifiques publiés dans des journaux indexés, le nombre de citations obtenues par ces papiers et le h-index, qui mesure la moyenne de citations pour les meilleurs papiers. Pour décrocher une place de professeur, les candidats doivent afficher au moins deux de ces indicateurs sur trois supérieurs

---

* 14 janvier 2016 – *Le Point* n° 2262.

à la moyenne obtenue par tous les professeurs actifs dans leur domaine. Il reste aux universités une marge de manœuvre propre, mais elle est limitée. Depuis, la progression de la production scientifique de l'Italie est spectaculaire, au moins dans la recherche médicale, où elle est passée de la septième à la sixième place, devant la France qui, elle, est en recul. En dépit de la crise économique, l'Italie a connu une croissance scientifique plus importante que tous ses rivaux, à l'exception de la Chine, qui a bondi de la quatrième à la deuxième place. Soit + 15,7 %, contre 7,5 % pour la France, par exemple, alors que l'Italie dépense 70 % de moins pour sa recherche (11 milliards d'euros, contre 19 milliards).

Cette année, j'ai présenté un candidat dans une commission scientifique de l'Institut de recherche pour le développement. Sa production était comparable à celle du président du jury, mais il a été jugé non admissible ! La première candidate retenue affichait, elle, une production scientifique qui ne lui aurait pas permis de passer une thèse dans mon laboratoire. La commission a expliqué que son projet lui paraissait plus intéressant et qu'elle ne voulait pas tenir compte des publications des postulants. Toutefois, un signal positif a récemment été donné par les ministères de la Recherche et de la Santé, qui ont recalé six candidats présentés par les doyens de facultés de médecine, dont le niveau de production scientifique était insuffisant pour devenir professeurs ou maîtres de conférences.

Il est temps de changer de modèle, d'arrêter la multiplication de commissions subjectives, objets de lobbying au fonctionnement coûteux, pour utiliser des critères simples, plus économiques et moins aléatoires, afin de ne pas décourager les jeunes scientifiques. L'Italie nous donne une leçon un peu humiliante, certes, mais salutaire.

Il est temps de changer de modèle pour attribuer des places de professeur !

– QUATRIÈME PARTIE –

L'AVENIR DE LA PLANÈTE

Et nous, et nous, et nous ?

LE CLIMAT, SCIENCE OU RELIGION ?*

La nature refuse d'obéir aux prédictions. Difficile à admettre pour certains scientifiques.

En tant que scientifique spécialisé dans la découverte de nouveaux microbes (plusieurs centaines à mon actif), puis comme chargé de mission auprès des ministères de la Santé et de la Recherche, j'ai été amené à m'interroger sur les prédictions d'épidémies et les modèles mathématiques qui les soutiennent. Ma conclusion est qu'il est impossible de prédire l'avenir, ce que l'on voit pour Ebola. Nous pouvons extrapoler, dire, à partir de données connues, que l'évolution des chiffres se fera au même rythme, par déduction, mais rien n'est moins sûr.

Concernant les prédictions sur le réchauffement climatique, Paul Nurse, le nouveau président de la British Science Association, a proposé que les climatosceptiques soient écrasés puis brûlés ! L'adhésion à la prédiction climatique est devenue une ligne de démarcation entre démocrates et républicains aux États-Unis ! John Kerry, secrétaire d'État américain, compare les climatosceptiques aux imbéciles qui

* 30 octobre 2014 – *Le Point* n° 2198.

croient que la Terre est plate et cite la Genèse de la Bible pour conforter son point de vue ! Cette nervosité croissante est née d'une inquiétude grandissante liée au fait que la nature a refusé d'obéir aux prédictions. Les faits sont difficilement contestables : la température de la Terre a augmenté rapidement de 1980 à la fin des années 1990 ; depuis, elle est en plateau, alors on parle d'« hiatus climatique » ! La surface de la banquise antarctique bat tous les ans des records de taille et certains glaciers grossissent. De nombreuses explications et de multiples nouveaux modèles sont proposés, mais plus personne ne conteste le fait qu'aucun modèle prédictif n'avait prévu ce que nous observons. En pratique, la température de la planète n'augmente plus. L'avenir dira si elle reste stable, diminue ou augmente. Un article qui vient de paraître dans *Nature* annonce que la mesure de la température globale de la Terre n'est plus le bon indicateur. Il vaut mieux casser le thermomètre qui vous contredit ! Récemment, le *New York Times* et *Nature* ont relevé un intéressant renversement sémantique : le remplacement du terme « réchauffement de la planète » par « changement climatique ». Le basculement s'est opéré à partir de 2006 dans les colonnes du *New York Times*, quand l'évidence du « hiatus climatique » est devenue incontestable. Et, comme l'a constaté *Nature*, la courbe des publications scientifiques parlant de « réchauffement » et celles évoquant un « changement » s'est inversée en 2009.

Que les journalistes et les hommes politiques adhèrent sans nuance à une théorie qui leur donne l'impression d'être éclairés, ce n'est pas surprenant. Pour les scientifiques, c'est beaucoup plus gênant. En science, une théorie doit pouvoir être contredite. C'est la base de l'enseignement de Karl R. Popper, sinon elle perd son statut de théorie scientifique pour devenir une religion, ce qui justifie dès lors de brûler les hérétiques, comme le propose sir Paul Nurse. En leur temps, même les prédictions de Nostradamus n'étaient pas devenues des pièces de procès en hérésie scientifique !

Les climatosceptiques sont voués au bûcher !

CLIMAT, HALTE AU CATASTROPHISME ![*]

Redonner confiance dans le travail des scientifiques.

Il faut déjà redonner confiance ! Les Français croient de moins en moins en l'urgence écologique : moins de 20 % en sont convaincus, selon un sondage du 1er juin [NDE : 2015]. Un article paru en mai dans *Science* tente d'analyser le peu de confiance qu'ont les citoyens américains dans les prédictions climatiques. Il pose d'autant mieux les bonnes questions que son auteur est un chercheur du domaine qui croit en un réchauffement récent.

Todd Pittinsky explique que l'adhésion ne saurait reposer que sur la confiance envers les scientifiques qui réalisent les analyses, parce que nous ne pouvons constater par nous-mêmes la différence de température (+ 0,8 % sur cinquante ans). Les photos d'ours sur des morceaux de banquise dégradée étaient une mascarade, même les clichés satellitaires ne montrent pas, à l'échelle mondiale, de diminution de la surface glacée. Elle a diminué de 1,5 million de kilomètres carrés en moyenne en Arctique, mais augmenté de 2 millions de kilomètres carrés en Antarctique. Seules

* 29 octobre 2015 – *Le Point* n° 2251.

les mesures sur place révèlent une baisse de volume, c'est pourquoi nous devons croire les scientifiques qui les pratiquent in situ.

Pour être crédible, la science doit retrouver sa véritable nature et se distinguer de l'usage politique qui en est fait. Al Gore, candidat démocrate malheureux à la présidence des États-Unis, a reçu le prix Nobel de la paix pour son action dans ce domaine. Un film a été tiré de cette aventure, *Une vérité qui dérange* ; malheureusement, le plus dérangeant tient à sa prédiction, reprise dans son discours de réception du prix Nobel, selon laquelle il n'y aurait plus de glace en Arctique en 2013… De même, le fait que Barack Obama n'ait jamais évoqué la pause d'au moins dix ans dans le réchauffement climatique, que personne ne conteste plus, a aussi accru la défiance du grand public.

Pour redonner confiance dans les études scientifiques, Todd Pittinsky propose de mettre plus systématiquement les données brutes à la disposition de tous. Et d'être plus clair dans les méthodes de diffusion des résultats : on se souvient de l'effet désastreux du « Climategate », la fuite d'e-mails provenant d'un institut anglais de recherche en climatologie qui visaient à empêcher toute contradiction, affaire qui a laissé des traces durables dans le monde scientifique. L'auteur insiste aussi sur la nécessité de se montrer plus respectueux envers les contradicteurs en ne les traitant pas, comme c'est souvent le cas, d'imbéciles, d'hypocrites ou de vendus. Et enfin, Pittinsky souligne l'obligation de rester humble, en particulier en ce qui concerne les prédictions de phénomènes complexes et multifactoriels. La liste est déjà longue de prévisions dans ces domaines qui ne se sont jamais réalisées, comme celle, dans les années 1970, d'un refroidissement rapide de la planète dû aux aérosols ! Il est vraisemblable que la gestion du changement climatique par les scientifiques, la presse et les politiques va devenir un sujet majeur d'étude en histoire des sciences.

Pour être crédible, la science doit retrouver sa véritable nature et se distinguer de l'usage politique qui en est fait.

LA TERRE NE SE RÉCHAUFFE PLUS !*

Le réchauffement climatique est incertain, la responsabilité de l'homme, discutable...

Certains sujets sont si « clivants » qu'ils ont vite fait de vous cataloguer dans un camp. Ce fut le cas, au XVIIe siècle, entre Anciens et Modernes, au XIXe siècle, entre scientifiques et religieux, et de nos jours, on y revient avec le réchauffement climatique : d'un côté les « conscients », en l'occurrence du danger que l'homme fait courir à la planète, de l'autre les « inconscients » ou les « achetés ». Cette idéologie a touché tous les milieux, y compris scientifiques, provoquant des conflits d'intérêts, puisque les journaux spécialisés dans le réchauffement de la planète ont profité des financements alloués à la recherche sur les variations climatiques (35 milliards de dollars aux États-Unis). Et un prix Nobel a été décerné au vice-président des États-Unis, Al Gore, pour son cri d'alerte sur le réchauffement de la planète... Il était devenu quasi impossible d'émettre le moindre doute sur le sujet sans être diabolisé.

Mais, petit à petit, les données se sont accumulées, révélant un « hiatus climatique » : après une poussée

* 5 juin 2014 – *Le Point* n° 2177.

thermique notable dans les années 1990, la Terre a globalement arrêté de se réchauffer depuis 1998. [NDA : le réchauffement a repris en 2015, mais si la température de l'hémisphère Nord augmente, celle de l'hémisphère Sud diminue.] Le « hiatus climatique » a quand même duré seize ans ! Or, pendant ce temps, nous avons produit de plus en plus de gaz à effet de serre. Le lien direct entre cette production et le réchauffement de la planète s'efface donc. Un article récemment publié dans *Nature* montre que le réchauffement de la partie nord du globe est lié aux refroidissements de la partie tropicale du Pacifique, que ces phénomènes sont naturels et qu'il est impossible d'identifier un rôle de l'activité humaine. Le mois dernier, le journal *Science* réhabilitait la climatologue américaine Jennifer Francis, qui avait remis en question le modèle dominant sur le climat en n'incluant pas le facteur humain. Ce qui lui avait valu d'être violemment attaquée par les autres climatologues. Il y a encore un an, un tel article n'aurait même pas été publié. Malgré tout, afin de pouvoir continuer à dire que la planète s'est encore réchauffée ces dernières années, les plus idéologues augmentent maintenant la période d'observation en prenant des cycles de vingt-cinq ans ou trente ans qui incluent ainsi la poussée thermique importante des années 1990…

Je ne suis pas spécialiste du domaine, mais en tant que scientifique je ne peux que déplorer cette allergie au scepticisme, pourtant essentiel à la science. On se rappelle le procès fait à Claude Allègre pour avoir osé dire que le réchauffement n'était pas certain et peu probablement dû à l'activité humaine. Échappant à la rationalité scientifique, le dossier du réchauffement de la planète est l'un des symptômes de cette idéologie de la crainte qui nous fait croire que l'homme modifie toujours le monde d'une manière néfaste et irréversible.

Pourquoi cette allergie au scepticisme, pourtant essentiel à la science ?

L'ENFER CLIMATIQUE EST PAVÉ DE BONNES INTENTIONS*

La crainte d'un bouleversement du climat ne date pas d'hier : en 1970, en effet, on redoutait un refroidissement !

Je m'en voudrais de remettre en question l'unanimité apparente à propos de l'évolution du climat. Mais j'ai toujours eu du mal à croire aux prédictions concernant les phénomènes complexes, quelle que soit leur nature, et quels que soient ceux qui les diffusent. J'ai toujours refusé d'écrire des articles sur les prétendus risques d'épidémie liés au réchauffement de la planète qui ne reposent sur rien de concret. Comme le disait l'anthropologue américain Gregory Bateson, « *un savant doit apprendre à avoir toujours tort* ». Surtout, les prédictions peuvent avoir des effets imprévus délétères, et cela s'est déjà produit avec le problème du réchauffement climatique. L'accord conclu à la COP21 rappelle le protocole de Montréal pour le sauvetage de la planète. Dans les années 1970, certains scientifiques craignaient un refroidissement climatique ! Il suffit de taper sur Google « refroidissement climatique année 1970 » pour voir apparaître des articles de *Time*

* 7 janvier 2016 – *Le Point* n° 2261.

Magazine expliquant qu'il était « prévisible » que nous mourions rapidement de froid. Si la planète se refroidissait, c'était à cause des activités humaines, notamment l'utilisation d'aérosols qui créaient un trou dans la couche d'ozone, favorisant ainsi le refroidissement. Sous l'impulsion d'un Prix Nobel de chimie, Mario Molina – aujourd'hui chargé pour le Mexique des études sur le réchauffement de la planète –, les aérosols furent bannis, ce qui causa d'importants problèmes techniques. Le protocole de Montréal en 1987 décréta l'interdiction des CFC, qui fut mise en place en 1989. Ces aérosols considérés comme responsables du refroidissement de la planète furent donc bannis au milieu de la plus forte augmentation de la température mondiale, entre 1980 et 1998 ! Les CFC furent remplacés par les HFC, d'autres gaz réfrigérants utilisés pour les réfrigérateurs et les climatiseurs. Or on découvre que ces hydrofluorocarbures font courir un danger de réchauffement ! Près de 1 % des émissions de gaz à effet de serre sont en effet liées aux HFC. Arrêter de les utiliser est donc devenu l'urgence majeure pour tous ceux qui pensent que le réchauffement de la planète est lié à l'émission de ces gaz par les humains. Des candidats au remplacement sont déjà proposés par les industriels, qui en attendent de substantiels bénéfices.

Résumons : dans les années 1970, on craignait la glaciation – qui aurait eu des conséquences encore plus sévères pour l'humanité que le réchauffement de la planète de 1 ou 2 degrés Celsius – et les mesures qui étaient alors préconisées semblent avoir eu un effet paradoxal : produire plus de gaz à effet de serre. Sans vouloir tirer une morale de cette histoire, on peut tout de même en conclure qu'il vaut mieux ne pas adhérer trop rapidement à des conclusions susceptibles de bouleverser les grands équilibres du globe.

Les prédictions peuvent avoir des effets délétères.

QUAND LE DIABLE SENT LE SOUFRE…*

Les mauvaises odeurs affolent les populations. Pourtant, ce sont les gaz inodores qui sont les plus dangereux.

Pour les Romains, l'odeur d'œuf pourri dégagée par les fumerolles soufrées des volcans indiquait l'entrée des enfers. C'était le cas du cratère de la Solfatare, ce volcan des champs Phlégréens, près de Naples. L'accident de l'usine chimique à Rouen qui a soufflé jusqu'à Paris un important nuage de mercaptan à l'odeur pestilentielle n'a pas manqué d'inquiéter la population. Le mercaptan fait partie des thiols, une famille de composés soufrés qui exhalent une odeur d'œuf pourri à des concentrations infimes. C'est la même odeur de putréfaction que l'on retrouve dans la mauvaise haleine pathologique ou aux abords des papeteries. Cette odeur nauséabonde est une propriété utile dont on se sert pour détecter les gaz vraiment dangereux, qui, eux, sont inodores. On mélange ainsi certains thiols inoffensifs au gaz de ville afin de repérer les fuites.

J'ai beaucoup utilisé dans ma jeunesse, à l'intérieur de mon laboratoire, un dérivé proche du mercaptan,

* 31 janvier 2013 – *Le Point* n° 2107.

le mercaptoéthanol, qui nous servait à réaliser des examens diagnostiques. Son utilisation à doses infimes empuantissait le laboratoire et nous a valu des plaintes de nos collègues de labo et des enquêtes du comité d'hygiène et sécurité. Or non seulement le mercaptoéthanol est inoffensif, mais il a même une activité antioxydante ! Les souris exposées au mercaptoéthanol ont une espérance de vie plus grande que celles qui n'ont jamais été en contact avec lui. Toutefois, compte tenu de son odeur, je doute que ce produit soit un jour transformé en élixir de longue vie… À l'inverse, l'un des membres de ces thiols, le méthylmercaptan, est toxique à forte dose par inhalation.

En réalité, les produits flanqués d'une odeur insupportable sont très rarement dangereux. Leur puanteur est tellement disproportionnée qu'ils sont détectés précocement et nous font fuir ou immédiatement trouver la source. Ce qui nous évite d'être exposés à des quantités importantes du produit. D'ailleurs, si aussi peu de faits graves ont été rapportés avec ces produits, c'est moins en raison de leur absence de nocivité que parce que nous les évitons quasi systématiquement. Les plus dangereux, ce sont les gaz inodores ou les irradiations. Avec eux, ni odeur ni fumée qui attirent rapidement l'attention. Les irradiations radioactives ne se voient pas, ne se sentent pas, et leurs conséquences ne se révèlent – en cas d'exposition modérée – qu'à moyen ou long terme. Comme pour Tchernobyl, nous sommes désarmés, et seul le gouvernement peut nous informer. Le gaz sarin – inodore et incolore – fait partie de ces sournois. C'est une arme chimique qui a été largement produite puis utilisée pendant des années par les armées. C'est du sarin que la secte Aum a lâché dans le métro japonais, le 20 mars 1995.

Ce n'est pas ce que l'on détecte le mieux qui est le plus dangereux. Le rôle des autorités est donc crucial dans la détection du danger que nos sens ne perçoivent pas, parce qu'il est invisible et sans odeur.

> Mais rien ne peut nous empêcher de penser au diable quand ça sent le soufre…

LES NOBEL CONTRE GREENPEACE*

Cent grands scientifiques exigent que l'ONG stoppe ses campagnes anti-OGM. En toile de fond, la lutte contre la mortalité infantile par malnutrition.

Il existe trois prix Nobel de sciences : un pour la chimie, un pour la physique et un pour la médecine. Les lauréats ont des opinions politiques différentes, sont issus de pays différents, mais ont en commun d'être reconnus comme faisant partie des meilleurs scientifiques de leur domaine, imposant donc une hiérarchie incontestée. Or plus de 100 Prix Nobel de sciences viennent de demander à Greenpeace de cesser ses campagnes anti-OGM ! Et il sera impossible de rassembler des scientifiques de ce niveau pour les contrer et défendre la position de Greenpeace. Dans ce domaine, le nombre de Nobel vivants non signataires n'y suffirait pas ! Une pétition recueillera peut-être plus de signatures, mais pas plus de compétences. Pour un scientifique comme moi, le poids d'une telle action est considérable. Les chercheurs de haut niveau du monde entier n'ont cessé de répéter que les OGM sont aussi sains que les autres productions agricoles et qu'aucun effet négatif des aliments OGM sur la santé ou sur

* 7 juillet 2016 – *Le Point* n° 2287.

l'agriculture n'a jamais été constaté. Il sera difficile de faire croire que 100 Prix Nobel ont été achetés par l'industrie agricole.

À l'initiative de cette alerte, Richard Roberts explique que leur groupe comprend ce qu'est la science – ce qu'il est difficile de contester – et constate que la campagne de Greenpeace est antiscientifique, car elle effraie délibérément les populations sur des risques inexistants. Il suggère que l'usage de la peur est un moyen d'augmenter la notoriété et les subventions de l'ONG. Cette position des Prix Nobel rejoint celle de l'OMS, des académies de sciences, et de l'Unicef. En particulier parce que le développement de riz doré transgénique enrichi en vitamine A permettra de faire diminuer la mortalité par malnutrition, devenue la première cause de mortalité des enfants dans les pays pauvres. L'impact scientifique de cette action devrait, dans un monde raisonnable, mettre fin au débat. Comme le conclut Roberts : *« L'opposition basée sur l'émotion et sur les dogmes, quand elle est contredite par les faits, doit être stoppée. »*

La perception de la dangerosité des aliments génétiquement modifiés est un témoin de la fracture grandissante qui existe entre les scientifiques et l'information. Les opposants aux OGM, anxieux ou mobilisés par les théories du complot, qui ont greffé cette peur-là à leur panel d'angoisses liées aux changements effectués par l'homme, sont particulièrement actifs sur les réseaux sociaux et dans les médias, induisant en partie, dans l'opinion, ce divorce entre « sachants » et « croyants ».

Le peu d'écho suscité en France par cette manifestation des meilleurs scientifiques du monde, unique par son ampleur, confirme que ce n'est pas tellement la vérité scientifique qui est au cœur du débat sur les OGM, mais bien l'idéologie. Du moins la réaction des Nobel permet-elle de remettre la hiérarchie des connaissances en ordre.

> Il sera difficile de faire croire que 100 Prix Nobel ont été achetés par l'industrie agricole !

LE SYNDROME DE LA TOUR DE BABEL*

La peur de l'homme qui se prend pour Dieu est ancienne. Et pourtant…

La tour de Babel est une leçon qui a marqué notre civilisation : la sanction subie par les hommes qui ont osé défier Dieu (ou la nature). Dans ce passage de la Bible, les hommes s'unissent pour construire la tour et s'élever jusqu'aux cieux. Dieu détruit l'ouvrage et leur fait parler des langues différentes, de telle sorte qu'ils ne peuvent plus se comprendre. Cette peur du danger auquel on s'expose en voulant défier Dieu se retrouve dans d'autres mythes. Chez les Grecs, le titan Prométhée, qui a volé le savoir divin (le feu), est enchaîné et soumis à la pire des tortures : son foie, dévoré le jour par les aigles, se reconstitue la nuit pour être à nouveau rongé le lendemain. Et beaucoup d'œuvres de science-fiction racontent la destruction de la planète par des humains devenus trop puissants.

Les progrès de la génétique, qui se sont accélérés, rendent désormais possible de ressusciter un animal mort – une société coréenne propose déjà ce service aux propriétaires de chiens et de chats. On peut envisager

* 31 juillet 2014 – *Le Point* n° 2185.

de faire renaître des espèces animales ou végétales disparues depuis très longtemps, comme dans le film *Jurassic Park*. Certains s'effraient de cette possibilité. Un article publié dans *Nature* (« Is it right to reverse extinction ? », de Ben Minteer) faisait part de la réaction d'un « anti-résurrection » qui craignait que la réintroduction d'espèces disparues engendre des troubles écologiques et perturbe les écosystèmes actuels. En réalité, certains ne supportent pas la possibilité que nous avons aujourd'hui, en manipulant les gènes, de modifier la nature pour la conformer à notre goût. Pourtant, c'est ce que l'humanité a toujours fait. Ainsi, les organismes génétiquement modifiés, dont les premiers ont permis à tous les diabétiques de vivre avec de l'insuline produite par des microbes[1], font l'objet d'une forte angoisse dès lors qu'ils sont appliqués aux plantes. La manipulation des cellules souches embryonnaires et la procréation médicalement assistée provoquent les mêmes inquiétudes et tentatives de bannissement.

En pratique, le syndrome de Babel identifie la peur terrible que l'homme se substitue à la nature, ou à Dieu, pour réorganiser le vivant. Pourtant, si l'on croit, comme Jacques Monod l'écrivait, que l'évolution et les changements de notre monde sont dus

1. Les bactéries reçoivent un gène d'insuline d'origine humaine – elles sont dès lors génétiquement modifiées – et se mettent à produire l'insuline que nous utilisons pour traiter le diabète.

au hasard, la chance pour que les modifications que l'homme apporte à la Terre et aux êtres vivants soient moins favorables que celles purement liées au hasard est faible. Rappelons au passage que les plus grandes catastrophes ont une cause naturelle et ne sont donc pas liées à des activités humaines. Il est d'ailleurs de plus en plus certain que ce sont les déluges, tremblements de terre et autres éruptions volcaniques qui ont influé sur l'évolution de tous les êtres vivants, de façon aveugle et aléatoire. À l'inverse, la technologie développée depuis le XIXe siècle a entraîné, elle, une augmentation majeure de la population et de sa longévité. La peur de l'homme qui se prend pour Dieu est si ancienne qu'elle semble consubstantielle à notre civilisation, mais elle ne repose sur aucune réalité tangible.

> Les plus grandes catastrophes ont une cause naturelle et ne sont donc pas liées à l'activité humaine.

LA THÉORIE DU « CROQUET VIVANT »*

Comment les aventures d'Alice au pays des merveilles pourraient éclairer la science.

En sciences, les fables servent souvent de point de départ pour qualifier par analogie des démonstrations nouvelles. On retrouve cela dans notre quotidien. Le livre fondateur de la pensée française est probablement les *Fables* de La Fontaine. D'une grande intelligence, subtil, recyclant des fables et des paraboles dans une œuvre rationnelle à conclusion simple. La Fontaine est le témoin du siècle de Louis XIV. Les peuples de langue anglaise ont été élevés, eux, dans la lecture de Lewis Carroll, *Alice au pays des merveilles* et *De l'autre côté du miroir*, qui lui fait suite. Écrites par un mathématicien, ces œuvres « surréalistes » ne sont pas rationnelles, mais elles nous permettent d'illustrer des théories nouvelles. La plus classique est la théorie de la reine rouge, qui démontre la « course aux armements » des êtres vivants dans l'évolution, et en particulier la résistance des microbes aux antibiotiques. Alice court à côté de la reine rouge, mais fait du surplace. La reine rouge lui explique qu'il faut courir tout ce qu'on peut pour « *rester à la même place* » !

---

* 12 novembre 2015 – *Le Point* n° 2253.

La deuxième théorie illustrée par Alice est : « tu es ce que tu manges ». Ainsi, l'expression courante « on est ce qu'on mange » est à la fois dérivée de l'expression de Brillat-Savarin et de la métamorphose d'Alice due à la consommation d'aliments. Dans le domaine scientifique, elle illustre la composition des organismes vivants comme l'homme qui est colonisé par les microbes qu'il absorbe. Par ailleurs, son ADN résulte en partie d'une forme de « cannibalisme » qui consiste à intégrer les gènes de ses ennemis.

Toujours issue d'Alice, une nouvelle théorie pourrait être celle du « croquet vivant ». En fait, il est impossible de se livrer à des prédictions lorsque des êtres vivants sont concernés, et en particulier des hommes. En effet, les humains changent, s'adaptent, leurs motivations intimes nous échappent, ce qui explique l'échec des prévisions passées en matière démographique, économique, politique, technologique ou encore climatique. Ainsi, on prévoyait une nouvelle ère glaciaire induite par les aérosols. Son « prophète », le chimiste mexicain Mario J. Molina, Prix Nobel en 1995, prédit maintenant le réchauffement climatique ! La théorie du croquet vivant m'a été suggérée par l'anthropologue américain Gregory Bateson dans *Vers une écologie de l'esprit*. Alice joue au croquet, mais les maillets sont des flamants roses qui parfois penchent la tête de façon imprévisible, et les boules sont des hérissons qui dévient de leur trajectoire d'une façon imprévue.

C'est la nature des êtres vivants. Bateson insiste sur le fait qu'une anomalie physique peut être corrigée a posteriori, mais que le vivant reste imprévisible.

> Il est impossible de se livrer à des prédictions lorsque des êtres vivants sont concernés, en particulier les hommes.

– CINQUIÈME PARTIE –

SOCIÉTÉ
VIVRE ENSEMBLE

Gérer la peur et balayer les idées reçues

N'AYEZ PAS PEUR !*

La peur déconnectée du réel nous fait perdre la raison et entraîne des dépenses considérables.

Notre civilisation est menacée de disparition non par une redoutable pandémie ou une attaque terroriste de grande ampleur, mais par la peur. La peur née de la déconnexion entre le risque réel et le risque perçu, qui nous fait dépenser des sommes considérables et consacrer la plus grande partie de notre énergie à lutter contre des risques mineurs, infimes ou inexistants. Cette angoisse irraisonnée se traduit de plusieurs façons. Ainsi, la peur des maladies nouvelles a conduit à dépenser plusieurs milliards de dollars ou d'euros pour des pathologies qui n'ont pas touché significativement les hommes (le SRAS, les deux grippes aviaires, le coronavirus d'Arabie saoudite). Le coût global de ces peurs est difficile à évaluer, mais probablement supérieur à 100 millions d'euros. Ces peurs résultent d'intérêts convergents entre des scientifiques qui prennent des brevets sur ces virus imaginaires, des industriels du vaccin, et l'OMS, qui trouve dans l'alerte une raison d'être.

La peur du bioterrorisme suramplifiée s'illustre parfaitement avec l'affaire des enveloppes piégées à

* 28 novembre 2013 – *Le Point* n° 2150.

l'anthrax. Il ne s'agissait pas de bioterrorisme, mais d'une négligence de l'armée américaine, qui a créé ces armes qu'un employé a utilisées contre son pays. Le gouvernement américain le savait six mois après. Pourtant, la hantise de l'anthrax a coûté au monde plus de 50 milliards d'euros. Des sociétés se sont mises sur le créneau de la détection d'anthrax, et actuellement toutes les lettres envoyées aux États-Unis sont testées pour vérifier l'absence de traces ! C'est aussi l'affaire Richard Reid, du nom de ce Britannique auteur d'une tentative ratée de faire exploser une bombe liquide dans un avion. Depuis, plus de 1 milliard de voyageurs par an ne peuvent plus prendre l'avion normalement avec leurs bouteilles de médicaments, voire leurs seringues d'insuline. On peut imaginer le coût en heures de personnel de ce surenchérissement sécuritaire. Cette peur déconnectée du réel profite là encore à quelques-uns. La peur du terrorisme a justifié l'espionnage généralisé de l'usage d'Internet de la planète entière, comme l'a révélé l'affaire Snowden. Même l'angoisse sécuritaire en Europe ne repose sur aucune réalité. La mortalité criminelle n'a cessé d'y diminuer, au point d'atteindre un taux moyen de 8 par million d'habitants, qu'il sera difficile de diminuer car il provient pour une grosse part de querelles familiales ou de règlements de comptes entre voyous.

La peur véhiculée et amplifiée par la presse finit par nous faire perdre la raison et nous empêche de regarder les causes réelles de mortalité et de lutter efficacement contre les vrais risques. Comme si la hiérarchie des risques avait disparu dans l'explosion et l'accélération des communications. Or, sans une hiérarchie des peurs, notre civilisation disparaîtra parce que n'importe quelle action suffira à la terroriser, signant la victoire totale et définitive de Ben Laden. Ce que vient de prédire le grand philosophe Richard Dawkins, auquel le personnel de l'aéroport de Heathrow a confisqué pour des raisons de sécurité le pot de miel qu'il transportait…

CE TOTALITARISME DOUX QUI NOUS ENDORT*

Pendant que le principe de précaution exerce sa tyrannie, les vrais problèmes demeurent.

Au nom de l'écologie, les Franciliens ont failli ne plus avoir le droit de faire un feu dans leur cheminée à partir de janvier [NDE : 2015]. La ministre de l'Écologie est revenue in extremis sur l'interdiction censée lutter contre les émissions de particules fines…

C'est toujours au nom du bien des populations qu'on les accable. Hannah Arendt a unifié les tyrannies nazie et communiste en les définissant comme des totalitarismes, c'est-à-dire des dictatures qui ne cherchaient pas seulement à faire obéir, mais à faire adopter leur idéologie. Les nazis prétendaient faire le bien de l'Allemagne, et les communistes, celui des populations asservies. Notre société est un « totalitarisme doux » qui prétend contrôler nos comportements, au nom du principe de précaution, et qui s'applique dans trois domaines : l'écologie, la sécurité et la santé.

---

* 18-25 décembre 2014 – *Le Point* n°s 2205-2206.

Pour la sécurité, jamais une société n'a été aussi sûre que la nôtre, jamais le nombre de crimes mesurables n'a été aussi bas. Mais la faible violence résiduelle permet d'augmenter les contraintes sécuritaires. Les caméras de surveillance se multiplient. On ne peut plus emporter un tube de dentifrice, on passe soi-même au scanner avant de prendre l'avion. Le niveau de surveillance atteint par les États démocratiques, comme l'a révélé l'affaire Snowden, est devenu fou. Tous nos messages sont espionnés au nom du terrorisme. Mais la peur qu'on agite au nom du terrorisme et du bioterrorisme justifie-t-elle que nous soyons pris dans les mailles d'un filet universel ?

Il en est de même pour la santé. Alors que notre espérance de vie ne cesse d'augmenter, nous n'arrêtons pas d'affoler les populations sur des risques sanitaires supposés, sans nous attaquer aux causes de mortalité réelles et sur lesquelles nous pouvons agir telles que l'excès de médication ou les infections contractées à l'hôpital. On pénalise et on accuse les gens qui boivent du vin alors que sa consommation raisonnable est globalement associée à une plus grande longévité. On empêche les gens de fumer des cigarettes dans la rue ou aux terrasses en prétextant un risque tout en essayant d'empêcher l'usage des cigarettes électroniques parce qu'il perpétue le geste du fumeur. Enfin, la moindre crise sanitaire animale génère des bannissements alimentaires excessifs. À titre personnel, l'épisode de la vache folle m'a privé de ris de veau pendant trois ans, sans me laisser le choix de croire ou pas à la folle angoisse qui s'était emparée du pays.

Notre société ressemble au « meilleur des mondes ». Comme dans l'œuvre d'Aldous Huxley, nous nous bourrons de médicaments psychotropes pour diminuer notre angoisse et nous comporter comme des moutons obéissants.

– 1 –

LA HANTISE DU TERRORISME : SES DÉRIVES ET SES REMÈDES

SOURCES DE RACISME ET ABERRATIONS

Le « Français de souche » n'existe pas*

Pas plus que le « nos ancêtres les Gaulois »... enseigné sur cinq continents !

La substitution de notre lien à la royauté par la nation s'est faite sous la Révolution et a amené à la création de la « France éternelle », bientôt suivie du concept de « Français de souche ». Avec comme support de cette nouvelle entité un récit créateur du mythe. C'est Michelet qui le fera. L'histoire de France enseignée sur cinq continents débutera par *« nos ancêtres les Gaulois »*. Cette peuplade mal définie est dominée par des Celtes, d'arrivée tardive et contemporaine de celle des Phocéens, qui sont eux-mêmes des Asiatiques de langue grecque venant d'une ville proche de Smyrne. Les Phocéens créèrent notre première cité historique, Marseille, puis essaimèrent le long du littoral.

Le « Français de souche », défini comme enfant de deux parents français, exclut les quatre souverains les plus symboliques de notre mythe national : Clovis, Charlemagne, Louis XIV et Napoléon ; mais aussi

---

* 21 février 2013 – *Le Point* n° 2110.

Alexandre Dumas, le père de D'Artagnan, ou celui d'Astérix, Goscinny ! La maladroite réutilisation de cette expression par de Gaulle en Algérie séparait les musulmans des autres populations, émigrées ou autochtones, dont la souche n'était pas très profonde, ne remontant qu'au décret Crémieux de 1870.

Génétiquement, il n'existe pas de « Français » : nos maladies génétiques ont des répartitions géographiques qui méprisent nos frontières. L'analyse génétique de notre système immunitaire traduit aussi un métissage généralisé ayant intégré des gènes néandertaliens ! La mondialisation accélère les échanges et bouleverse nos populations et, parmi les dix noms de famille les plus communs en 1914 à Paris, Lyon et Marseille, les quatrième, cinquième et huitième ont déjà été remplacés par des noms internationaux ou d'origine méditerranéenne.

Ni génétique ni religion*

Nos origines sont multiples et nos religions aussi !

Pour moi, est français qui parle français. Génétiquement, il n'existe d'ailleurs pas de « Français ». Nos origines génétiques sont multiples, il suffit de les

* 25 juin 2015 – *Le Point* n° 2233.

tester. Génétiquement je suis d'origine majoritairement scandinave, issu de l'invasion normande qui a touché le nord de la Bretagne, ce qui explique mon patronyme. Le droit du sol a une signification complexe du fait de la géométrie variable de la France ; l'Algérie fut un département français, le Sénégal avait trois représentants à la Constituante de 1793 ! Dès 1914, on comptait dans les grandes villes de l'Hexagone un grand nombre de noms internationaux ou d'origine méditerranéenne. En plus, 2 millions de Français vivent à l'étranger ! La religion ne définit pas non plus le pays, qui a vu passer chrétiens, arianistes, musulmans, albigeois, calvinistes, connu le culte de l'Être suprême de Robespierre, l'athéisme et le laïcisme. Les idées politiques des Français ? Royalistes, démocrates, républicains et communistes ont tous eu un rôle dans notre histoire. Finalement, quand on a fait le tour de tout, parler français et vouloir vivre ensemble paraît la meilleure définition. Je comprends mieux les francophones non européens que les Européens non francophones !

TERRORISME : FANTASMES ET VRAIS DANGERS*

La surévaluation du risque d'attaque chimique occulte la menace représentée par les armes.

La guerre avec Daech a donc été déclarée, guerre interne et externe. Michel Foucault écrivait : *« La guerre civile est l'État naturel. »* Depuis le 11 septembre 2001, une course à l'armement contre les dangers potentiels s'est développée au point de se déconnecter de la réalité. J'en veux pour preuve, à mon niveau, la stratégie développée pour lutter contre le bioterrorisme, totalement disproportionnée. L'utilisation de la bactérie du charbon ou d'agents microbiologiques par un groupe terroriste représente un risque infime – ce n'est d'ailleurs jamais arrivé depuis cinquante ans – et la probabilité que Daech ouvre un laboratoire de microbiologie est extrêmement peu plausible ! Pourtant, malgré le très haut niveau de sécurité de notre laboratoire de bactério-virologie, qui en vient même à freiner la recherche dans ce domaine, nous recevons des consignes encore plus contraignantes.

* 26 novembre 2015 – *Le Point* n° 2255.

Cette angoisse du bioterrorisme a déjà coûté à l'Europe et aux États-Unis plus de 30 milliards d'euros. Les seuls dangers identifiés sont les toxiques, comme le gaz sarin, dont l'antidote (l'atropine) est maintenant disponible pour le Service de santé des armées. J'ai eu l'occasion de l'écrire, la chasse aux flacons de plus de 100 millilitres pouvant contenir des explosifs, dans les aéroports, est un surenchérissement inutile de la prévention. Nous l'avons vu, les assassins sont déjà en France. Et ce fantasme nous détourne des vrais dangers. Le risque de transport par avion d'un explosif dissimulé dans un tube de dentifrice est beaucoup moins élevé que celui d'une guerre civile, Français contre Français, avec des armes à feu et des explosifs. Encore plus aujourd'hui. Dans cette atmosphère inquiétante que nous ressentons, le fait que nous soyons, au sens propre, désarmés est effrayant. Que sans contrôle on puisse encore entrer dans un lieu public avec une kalachnikov est aberrant. Dans tous les pays subissant des actes de terrorisme, des portiques de détection d'armes sont disposés à l'entrée des lieux publics, hôtels compris. Chez nous, seuls les ministères et les aéroports sont équipés. Une détection dans les gares pour les trains, comme proposée par Ségolène Royal, à condition d'être allégée (détection des pièces de métal importantes), est raisonnable. De même, le fait que les policiers ne puissent pas porter leur arme quand ils ne sont pas en service ou que l'on refuse d'armer les forces de sécurité privées correspond à une vision idyllique d'un monde sans Merah, sans Coulibaly, sans Ghlam, sans Mostefaï… À l'exception des États-Unis, les pays où les individus sont armés ne connaissent pas plus de tueurs fous que les autres. Les Scandinaves et les Suisses, les plus armés en Europe, ne déplorent pas plus de meurtres par armes à feu.

De plus, à Marseille par exemple, il est possible, dit-on, de s'acheter une kalachnikov pour 300 euros. C'est donc à la portée de tout terroriste potentiel.

Si nous ne renforçons pas la lutte contre les trafics d'armes, si nous ne mettons en place aucun contrôle contre ces armes dans les lieux publics et si nombre de responsables de la sécurité restent désarmés, nous n'avons pas fini de pleurer nos morts.

DES ERREURS
ET UNE IGNORANCE REGRETTABLES

Les rites funéraires, Homère et Ben Laden*

Fallait-il enterrer le chef d'al-Qaida ? Un film relance la question.

Le film *Zero Dark Thirty*, sur la mort de Ben Laden, relance la question du respect dû aux morts. La sacralisation du corps dans certaines religions génère des problèmes d'éthique médicale. Certaines sont très réticentes à l'autopsie, l'examen des corps morts. Ce fut longtemps le cas pour la religion catholique et dans les pays de tradition catholique où les autopsies sont moins pratiquées que dans les pays protestants. Cette pratique n'est généralement pas admise dans les religions juive et musulmane. Concernant les autres religions, bouddhisme ou hindouisme, il existe de nombreuses variantes, mais la plupart du temps ces religions y sont plutôt hostiles. Il en va différemment du don d'organes, accepté par la plupart des religions quand il s'agit de sauver une vie.

La sacralisation du corps défunt est considérée par les anthropologistes comme le premier signe

---

* 14 février 2013 – *Le Point* n° 2109.

d'humanisation. Ainsi, sont considérés comme civilisés les campements d'hominidés archaïques où existent des rites funéraires qui sont les fondements les plus anciens de la société. Les guerres humaines sont aussi vieilles que les hommes, si ce n'est plus, puisque les chimpanzés, nos plus proches parents avec qui nous partageons un ancêtre commun, font la guerre, créent même des empires, tuent leurs semblables et violent, comme les humains. Mais les singes n'ont pas de rites funéraires.

Le respect des morts et le fait de rendre les morts à leur famille figurent parmi les bases de notre civilisation européenne. *L'Iliade*, d'Homère, raconte la première guerre entre l'Orient et l'Occident dont nous ayons le récit. C'est la racine de notre littérature. À cause de l'« ubris » (la démesure) de la vengeance, Achille, le héros de l'Occident, humilie le corps de son ennemi de l'Orient, Hector. Il refuse d'abord de le rendre à sa famille, avant de le céder à son père en pensant à son propre sort. La colère contre l'ennemi peut-elle aller jusqu'à déshonorer son corps après sa mort et empêcher sa sépulture ? La réponse d'Homère, natif de l'actuelle Turquie, est que la colère doit s'arrêter au seuil de la mort chez les êtres civilisés. Humilier le corps de son ennemi, c'est trahir notre histoire commune, celle de la civilisation des hommes et, comme l'écrivait Ernst Jünger dans *Le Nœud gordien* à propos de son Allemagne devenue nazie, leur crime est encore plus abominable parce qu'il a été commis par des êtres qui se pensaient civilisés.

Lorsque les Américains se débarrassèrent en pleine mer du corps de Ben Laden, une partie de la communauté musulmane considéra qu'il n'avait pas pu bénéficier des rites funéraires de sa religion et le vécut comme une humiliation.

Bonnes nouvelles du monde musulman*

Production scientifique en hausse, accroissement des richesses… Ce que l'Occident ne veut pas voir.

Il est à la mode d'opposer l'islam à la prospérité et à la modernité et de prédire son incapacité à évoluer. Au contraire, ce sont les pays musulmans qui s'enrichissent et investissent le plus dans la recherche.

En fait, la plupart des pays dits « émergents » ont compris l'importance, pour l'avenir, de la recherche et de la technologie. Les étudiants des pays du Sud, en particulier les musulmans francophones, sont impressionnants de volonté et de puissance de travail. Les nôtres sont souvent moins motivés, moins bons et surtout moins travailleurs ! Les étudiants étrangers retournent chez eux pour enrichir la puissance scientifique de leur

* 14 mai 2015 – *Le Point* n° 2227.

pays, les plus dynamiques de nos lycéens sont orientés sur d'autres voies que la recherche, notamment vers les grandes écoles, et ceux qui ont fait une thèse quittent souvent la France, faute d'emploi ou trop mal payés. Ainsi, le monde de la recherche évolue rapidement. Si l'on considère la production scientifique depuis dix ans, celle des États-Unis n'a progressé que de 12 %, celle de la France de 29 %. En revanche, celle de la Turquie, du Maroc, du Liban, de la Jordanie a augmenté de 100 %, celle de l'Égypte, de la Tunisie, de l'Algérie et de la Lybie de 200 %, et celle de l'Iran, de la Malaisie, de l'Arabie saoudite, du Pakistan, de l'Irak et du Qatar de plus de 500 % ! Les pays musulmans émergents développent leurs propres journaux scientifiques, dont l'impact est grandissant. Dans ce domaine, l'absence de la France est spectaculaire : nous faisons moins bien que l'Afrique du Sud, Israël ou l'Arabie saoudite en termes de diffusion et de rayonnement de nos journaux scientifiques.

La richesse récente des pays musulmans devient tout aussi évidente : 7 se classent parmi les 20 premiers en termes de PIB par habitant, et 17 dans les 80 premiers. Une des conséquences se lit dans le rayonnement sportif. Entre les JO de 1964 et ceux de 2012, les États-Unis ont progressé de 15 % en nombre de médailles, l'Europe de 29 %, la Chine est devenue la deuxième nation olympique, mais les pays musulmans ont explosé, eux, de près de 500 % ! L'opulence des pays du Golfe, qui se traduit par l'achat des équipes de football européennes et par la redistribution mondiale des événements sportifs, ou encore par la création de compagnies d'aviation, peut irriter.

Notre ressentiment vis-à-vis des pays musulmans s'inscrit dans un paysage en recomposition. Le mépris des vieilles nations dominantes d'hier se mue en jalousie de nations faiblissantes. S'entêter à nier l'évolution de ces pays risque d'attiser le djihadisme dont ils sont d'ailleurs, eux-mêmes, les premières victimes.

QUELQUES REMÈDES

Éviter la guerre civile grâce à l'éducation*

La France n'a pas su s'occuper de ses jeunes issus de l'immigration. Une aubaine pour les fanatiques.

La tuerie de *Charlie Hebdo* est le début d'une guerre civile, il s'agit de Français ayant tué des Français ; il se trouvait parmi les assassins et les victimes des personnes d'origine maghrébine. Le profil des assassins présumés est caricatural : jeunes déracinés ayant séjourné en prison et qui n'ont intéressé qu'un prédicateur sectaire. C'est le résultat de la crise que j'évoquais, il y a quelques mois, à la lecture du rapport Pisa de l'OCDE sur la performance scolaire des adolescents français. À la différence des inégalités de ressources, qui n'augmentent pas, les inégalités d'éducation se creusent en France, en particulier chez les garçons pauvres. Si une plus grande proportion d'élèves – parmi les classes les plus aisées – affichent un score élevé, le niveau d'une partie de ces garçons – parmi les moins favorisés – s'est effondré : les plus riches pallient la défaillance de l'État et les plus pauvres sont

* 16 janvier 2015 – *Le Point* n° 2210.

de plus en plus marginalisés. Cette dégradation s'est renforcée chez les Français enfants d'émigrés : deux fois plus d'échecs, et ce sont les garçons qui en sont le plus victimes. Ainsi, la proportion d'élèves issus de l'immigration se situant sous le niveau 2 en mathématiques atteint 43 % en France, et l'écart entre garçons et filles est passé de 29 à 44 % en faveur des filles entre 2003 et 2012.

C'est à cette inégalité qu'il faut d'urgence s'attaquer. Des solutions spécifiques et adaptées existent. L'école de la deuxième chance, créée d'abord à Marseille par l'ancien doyen de la faculté d'économie Jean-Louis Reiffers, est une des réponses qui pourraient être généralisées. Le coût annuel moyen par élève au collège est de 7 900 euros ; celui de la prison, de 32 000 euros… Il s'agit de surinvestir pour les prédélinquants, avec des enseignants motivés, expérimentés et courageux. En effet, c'est en France que la discipline scolaire (absence, retards) s'est le plus dégradée. La solution proposée par Ségolène Royal de lycées militaires pour garçons « perdus » a un sens. Les lycées de garçons et l'internat aussi. Autrefois, en particulier dans la Légion, les têtes brûlées faisaient des héros. Maintenant, seul le djihad semble pouvoir offrir à certains un destin à la mesure de leur trop-plein d'énergie, de violence : 50 % de ceux qui s'y engagent n'ont pas de parents d'origine musulmane. Les enfants perdus, pauvres, issus souvent de famille monoparentale, sans père majoritairement, dans une société qui refuse par idéologie de voir ce problème, peuvent constituer le réservoir d'une nouvelle guerre. La ministre de l'Éducation, Najat Vallaud-Belkacem, en a fait sa priorité. Les attentats que nous venons de subir doivent nous amener à trouver des solutions de fond qui leur offrent un avenir. Nous n'avons pas le choix, ce sont les enfants de notre pays.

Ping-pong au collège*

Sur la réforme, gauche et droite se livrent à un match serré. Le rapport Pisa aide à compter les points.

Le débat sur la réforme des collèges, comme souvent dans notre pays, est devenu une caricature, un match de ping-pong entre les propositions et la gestion d'un gouvernement de gauche (G) et celles d'un gouvernement de droite (D). Des deux côtés, un peu de lucidité, nourrie de données scientifiques, aiderait à voir plus clair. Le rapport Pisa 2012 de l'OCDE va dans ce sens : comparé à celui des autres nations, le résultat français est mauvais. Il l'était déjà en 2003 (match nul), mais il s'aggrave, d'où la nécessité de la réforme (G : + 1).

---

* 28 mai 2015 – *Le Point* n° 2229.

Pour la compréhension du français, le niveau progresse, en particulier depuis 2006 (D : + 1), mais il s'accompagne d'un creusement de l'écart entre les bons et les mauvais (G : + 1). Les filles font, dans ce domaine, beaucoup mieux que les garçons, qui sont les grands perdants (D : + 1, contre la théorie du genre). En sciences, pas de progrès, et là encore les filles sont meilleures (D : + 1). En mathématiques, la France est dans la moyenne, mais la performance a diminué, en raison de l'effondrement de la performance des plus faibles alors que les meilleurs restent au sommet, ce qui traduit une aggravation de l'inégalité sociale (G : + 1). La France est le pays de l'OCDE le plus inégalitaire dans l'éducation (G : + 1). Le résultat scolaire est directement corrélé au niveau économique (G : + 1), et cette tendance s'aggrave. Les enfants d'immigrés, même après correction des facteurs économiques, sont les plus touchés (G : + 1). Les enfants les plus pauvres sont à la fois moins intéressés, moins persévérants et plus anxieux que la moyenne de l'OCDE (G : + 1). Les élèves issus de l'immigration ont environ un an de retard sur les autres (G : + 1). C'est aussi en France que l'autorité est la moins respectée. Même si l'indiscipline a diminué depuis 2003 (D : + 1), elle reste élevée. Un élève sur trois est déjà arrivé en retard, et un sur cinq fait l'école buissonnière (D : + 1). Les Français redoutent l'école plus que les autres : 28 % contre 12 % (G : + 1), et nos enfants sont les plus anxieux à l'école (G : + 1). Nos professeurs sont plutôt de bon niveau (G : + 1), mais plus mal payés (D/G = 0/0). Enfin, la France se caractérise par l'absence de retour d'information par les élèves. J'avais, en tant que président d'université à Marseille, tenté de généraliser l'évaluation des cours par les étudiants, réforme immédiatement stoppée par mon successeur car trop mal vécue par les enseignants (D/G = 0/0).

Enfin, ce qui n'a pas été dit sur le rapport Pisa, c'est le décrochage des préadolescents vivant avec une mère isolée, pour des raisons autant économiques (G : + 1) que liées à l'autorité paternelle (D : + 1). En pratique, ce sont les garçons pauvres issus de l'immigration, privés d'une figure paternelle à la maison, qui sont le plus en danger. « L'école de la deuxième chance », qui prépare à l'apprentissage ceux qui sont sortis du système, en rattrape plus de dix mille par an, mais c'est insuffisant. Si l'on ne veut pas laisser se développer en marge de la société une génération prête à la délinquance et à toutes les aventures, y compris le djihad, il faut se concentrer sur cette catégorie-là de la population.

Faites l'amour… pas la guerre*

Et si le métissage était le meilleur moyen de s'immuniser contre les microbes ?

* 20 mars 2014 – *Le Point* n° 2166.

Il y va de l'immunité des peuples comme de celle des organismes vivants. Quand les peuples s'affrontent, la première période commence par une guerre, au cours de laquelle de nombreux éléments disparaissent, tués lors de l'affrontement. En réponse à ce premier épisode, chacun construit des défenses, dont la nature évolue avec le temps, et se dote de nouvelles armes adaptées à la situation. À long terme, les choses se passent très différemment. Le plus souvent, les conflits entre humains aboutissent à des fusions entre les peuples qui s'étaient fait la guerre. L'histoire de France témoigne d'une évolution permanente intégrant au fur et à mesure des peuples qui ont jadis été en guerre. Ainsi, la population française a d'abord été le résultat d'une fusion entre les Celtes mélangés à des Grecs du Sud, puis entre Gaulois et Romains, puis encore entre Gallo-Romains et Germains, et enfin les populations franques et gallo-romaines ont été elles-mêmes en contact avec des envahisseurs arabes. L'évolution s'est poursuivie avec les migrations successives d'Italiens, d'Espagnols, d'Antillais, de pieds-noirs, puis de Maghrébins. Ce brassage a donné la nation française actuelle, chimérique et métissée.

Les organismes, en particulier l'être humain, répondent de la même manière avec des anticorps qui immunisent contre l'agresseur microbien. Grâce à ces défenses, ils peuvent les combattre quand ils se présentent à nouveau. Une des grandes découvertes de cette dernière décennie a été de montrer que les populations d'organismes résistaient aux envahisseurs en intégrant leurs gènes. Si une partie de la population est détruite au cours du combat, celle qui a intégré les gènes de l'envahisseur les transmet à sa descendance et cette chimère n'est plus susceptible d'être attaquée par ces ennemis. Cette découverte a d'abord été faite chez les bactéries, puis chez les autres organismes. L'homme a intégré en particulier des séquences de virus, les « rétrovirus », qui sont du même type que le sida et qui font maintenant partie de son capital génétique. Il est vraisemblable que, sans notre lutte énergique contre le sida, une partie très importante de la population humaine aurait été décimée. Quelques humains auraient survécu, après avoir intégré les gènes de ce virus, et les auraient transmis à leurs enfants, qui seraient devenus résistants. À l'instar des koalas, actuellement victimes d'une épidémie de rétrovirus qui leur donnent une maladie comparable au sida. Mais on constate qu'une population de koalas a intégré les séquences de ces virus dans leurs génomes et les a transmises à ses descendants, qui forment désormais une population résistante aux rétrovirus.

La leçon à retenir est que l'immunité des populations est basée sur l'intégration des éléments externes, en clair sur la mixité raciale, sociale, sexuelle… C'est l'histoire de l'évolution des microbes, des organismes vivants et de l'humanité.

– 2 –

LES HOMMES, LES FEMMES, LES HOMOSEXUELS, LES RICHES ET LES AUTRES : ACCEPTER LES DIFFÉRENCES

LA THÉORIE DU GENRE, NON-SENS BIOLOGIQUE*

La différence entre les sexes existe bel et bien. La nier peut être médicalement risqué.

Les écoles primaires d'une dizaine d'académies vont recevoir un kit pédagogique sur les stéréotypes garçons/filles. En Suède, on est passé à l'étape suivante, le gouvernement a décidé, pour rétablir l'égalité des sexes, de neutraliser les données d'état civil : on ne qualifie plus le sexe des jeunes enfants à l'école. Cette « dédifférenciation sexuelle », associée à la volonté de choisir culturellement son sexe, est un élément de la « théorie du genre ». Quelle est la nature de cette altérité sexuelle, dont Simone de Beauvoir a écrit qu'elle était entièrement culturelle – « *On ne naît pas femme, on le devient* » ? Sur le plan biologique, la réponse est connue, il existe bien une différence entre les sexes, qui ne génère évidemment nulle supériorité ou hiérarchie. Ce qui est nouveau, c'est que les scientifiques se rendent compte que la négation du sexe peut, elle, avoir des effets délétères pour les femmes. Une étude parue dans la revue *Nature* en pointe du doigt les effets néfastes.

---

* 12 septembre 2013 – *Le Point* n° 2139.

D'abord au niveau cellulaire : les différences biologiques se moquent de nos choix sociaux. Les cellules des femmes et les cellules des hommes, comme celles des mâles et des femelles chez les mammifères, sont différentes. Elles ne réagissent pas de la même façon au stress. Les cellules femelles ont une tendance plus générale à l'apoptose – le suicide cellulaire –, tandis que les cellules mâles sont plus sensibles au stress oxydatif. Certaines de ces spécificités cellulaires sont dues à l'imprégnation des hormones, d'autres sont irréductibles. L'auteur de l'étude demande donc, à l'instar d'une grande partie de la communauté scientifique, que soit désormais précisée dans les travaux l'origine sexuelle des cellules parce que cela influence les résultats et qu'il est impossible de généraliser d'un sexe à l'autre. Par ailleurs, la sécrétion des cellules est très différente, même en utilisant des cellules embryonnaires. Ce n'est ni culturel ni hormonal. Ce qui signifie que le dosage des métabolites chez les femmes et chez les hommes ne donne pas les mêmes résultats, et qu'il est probable que les normes doivent être établies différemment selon les sexes.

Autre constat, les hommes ont une capacité d'expression des mutations beaucoup plus importante que les femmes. Ce qui explique que certaines maladies n'apparaissent que chez eux, celles liées au chromosome X. De plus, les traitements ont une toxicité différente selon le sexe. Ainsi, sur dix produits récemment retirés du marché américain du fait de leur toxicité, huit avaient une toxicité bien supérieure chez les femmes ! Il est donc important pour la sécurité des femmes que les recherches soient faites à la fois chez les hommes et chez elles, et que les résultats soient précisés pour chacun. Il faut même intégrer le fait que des femmes ayant été enceintes d'un garçon peuvent avoir des cellules masculines qui leur ont été transmises par le fœtus.

On peut bien sûr choisir socialement son sexe, mais, sur le plan biologique, la différenciation sexuelle est irréductible. La nier est scientifiquement aberrant et médicalement risqué.

LA LEÇON SEXISTE DU CHIMPANZÉ*

Ce n'est pas la culture qui impose la domination masculine... mais le taux de testostérone !

Les chimpanzés sont les êtres qui nous sont le plus proches, ils sont même plus proches de nous qu'ils ne le sont des autres singes. Leur ADN ressemble incroyablement à l'ADN humain. Aussi peuvent-ils sans doute nous donner une leçon sur ce qu'étaient les comportements et les rapports interpersonnels de nos ancêtres. Particulièrement si l'on étudie leurs relations mâles-femelles, ainsi que ceux des gorilles et orangs-outans, les bonobos n'étant qu'une sous-espèce de chimpanzés. Le premier élément est qu'il s'agit d'animaux très dangereux, colériques, agressifs, tous capables de tuer ! Les chimpanzés livrent de véritables guerres. Quand ils sont suffisamment nombreux, ils attaquent les tribus voisines, piétinent et tuent les mâles, violent leurs femelles. Les gorilles vivent en harem, enlèvent les femelles de leurs voisins et éliminent physiquement leurs rivaux. Ainsi, dans les rapports de ces animaux, le mâle est violent et lutte pour obtenir une position dominante sur l'ensemble d'un groupe où les rapports de force dominent.

---

* 21 avril 2015 – *Le Point* n° 2276.

Certaines femelles dominantes s'imposent ainsi aux autres femelles.

Si on s'interroge sur la relation entre nature et culture dans la genèse des rapports mâles-femelles chez les humains, les grands singes nous rappellent donc que c'est la nature qui impose le patriarcat, et la culture qui rapproche les rôles des hommes et des femmes. Ce n'est donc pas la culture qui crée la dominance masculine, comme le laissent croire les études de genre selon lesquelles les rapports entre les sexes sont le fruit des stéréotypes issus des sociétés. Eh bien oui, la nature est sexiste !

La question de la dominance chez les chimpanzés mâles a été particulièrement étudiée. Les mâles « alpha », qui sont les dominants, affichent des taux de testostérone plus élevés que les mâles « bêta », dominés. Quant aux mâles « alpha-alpha », les chefs de l'ensemble de la tribu, ceux qui dominent même les mâles alpha, ils associent des taux de testostérone élevés – comme les mâles alpha –, mais aussi une dose de corticoïdes particulièrement importante. C'est l'hormone du stress. Ce qui se traduit d'ailleurs par la fréquence des infarctus du myocarde et une mortalité précoce chez les mâles « alpha-alpha ».

Dans la nature, l'organisation des hiérarchies chez les grands singes dont nous sommes issus est donc fondée en grande partie sur des spécificités hormonales. On ignore encore, pour l'instant, ce qui est biologiquement transposable chez les êtres humains. Peut-être faudra-t-il, pour corriger la nature et faire en sorte que les femmes aient une position alpha-alpha à la tête des États et des conseils d'administration, ou qu'elles puissent se mesurer aux hommes dans le sport, leur proposer de se doper à la testostérone et à la cortisone.

NE NOUS PRIVONS PAS D'UN SANG PRÉCIEUX*

Le Comité d'éthique exclut les homosexuels du don du sang. Aberrant, compte tenu des tests pratiqués.

Le Comité d'éthique vient de se prononcer contre le don de sang des homosexuels masculins. La transmission d'une infection par le sang est toujours un risque, qu'il faut limiter le plus possible. De nouveaux virus sont identifiés en permanence dans le sang. Le virus de l'hépatite E, souvent contracté en mangeant des figatelli, va maintenant être détecté chez les donneurs. J'espère que les mangeurs de figatelli ne vont pas être exclus du don de sang ! Personne ne peut garantir l'innocuité totale du sang. C'est pourquoi le rapport bénéfice/risque prévaut : la transfusion doit être réservée à des indications indispensables. Les efforts de l'Établissement français du sang sont à cet égard spectaculaires, ils rattrapent le cynisme commercial qui a eu cours dans les années 1980 et qui est à l'origine du scandale du sang contaminé.

Dans le cas du sida, les tests sont passés de la recherche d'anticorps à la recherche de gènes : le risque est devenu quasi nul. Le dernier cas de transmission

* 9 avril 2015 – *Le Point* nº 2222.

virale par le sang en France remonte à 2004 ! Avant même l'obtention de tests satisfaisants, le risque d'infection était essentiellement éliminé par un interrogatoire du donneur. Actuellement, la fixation sur le sang des homosexuels n'a plus de substrat scientifique. Elle appartient à une époque révolue.

Certes, le risque d'être infecté est plus grand chez les hommes ayant des rapports sexuels avec des hommes, mais aussi chez leurs conjointes qui, en France, ne sont pas exclues du don. Les situations dans le monde à cet égard sont contrastées. Douze pays n'excluent pas les homosexuels masculins et ils n'ont pas plus de cas de transmission par transfusion. Vingt-cinq pays les excluent tous et définitivement. Ce que vient de recommander notre Comité d'éthique au nom du principe de précaution. Douze autres excluent les hommes ayant eu un rapport avec un autre homme depuis moins d'un an (un mois suffirait) et pour six pays, également leurs compagnes. La définition de l'homosexuel masculin est d'ailleurs difficile : les garçons ayant eu des relations homosexuelles dans l'adolescence, les rapports avec les transsexuels, les rapports circonstanciels en prison ou chez les hommes isolés (marins, militaires…) entrent-ils dans la définition ?

Seul le critère de l'existence d'un rapport sexuel entre hommes depuis moins d'un mois a un sens concret. Au-delà, il ne s'agit pas de vérité scientifique, mais de gestion d'inquiétudes qui reflètent le passé. Les propositions du Comité d'éthique ne sont pas actualisées. En pratique, le sang des homosexuels, tel qu'il est testé actuellement, ne transmet pas plus le VIH que celui des hétérosexuels, et jusqu'à preuve du contraire l'homosexualité n'est pas transmise par le sang ! Alors, pourquoi exclure ?

SANTÉ MONDIALE : PIKETTY ET LES MILLIARDAIRES*

Les nantis ne sont pas bien vus. Pourtant, outre leur pouvoir d'achat que l'économie nationale ne peut négliger, les plus riches participent à la redistribution des ressources via le mécénat.

Thomas Piketty a fait une analyse brillante de l'évolution de la répartition du capital au XXIe siècle. Elle montre un accroissement des différences particulièrement notables aux États-Unis. Toutefois, certains milliardaires ont un rôle primordial dans l'amélioration de la santé dans les pays démunis.

En termes de santé publique, dans les pays les plus pauvres, et en particulier en Afrique, les deux acteurs les plus importants dans le monde sont la fondation Bill et Melinda Gates et le Wellcome Trust. Dans ces pays, la fondation Bill et Melinda Gates a financé la vaccination, l'éradication de la poliomyélite, la lutte contre le sida, le paludisme (en payant des moustiquaires imprégnées d'insecticides), et la tuberculose (en finançant les diagnostics rapides). Elle a investi massivement dans la lutte contre les méningites, et

---

* 26 mai 2016 – lepoint.fr.

œuvre maintenant plus particulièrement dans l'éducation et dans l'aide à la mise en place des techniques d'agriculture.

Un rôle essentiel dans les pays pauvres

Le capital de la Fondation est de 43 milliards de dollars, fournis essentiellement par Bill Gates, et devrait s'enrichir d'une dotation de 30 milliards de dollars venant de l'autre milliardaire, Warren Buffett. En évitant les compromis diplomatiques et en ne travaillant que sur des sujets prioritaires, évalués régulièrement, la fondation des Gates a joué un rôle essentiel pour l'augmentation de l'espérance de vie dans les pays les plus pauvres. Aucun gouvernement, aucune organisation non gouvernementale n'a un palmarès comparable en matière de vies sauvées.

Au final, il est incontestable que les milliardaires servent à quelque chose en santé publique, et il est possible que leur gestion directe de leurs fonds soit plus efficace que celle de budgets soumis à l'approbation d'organisations multi-gouvernementales complexes ou de gouvernements instables, dont les intérêts ne sont pas toujours uniquement de faire progresser l'espérance de vie.

– 3 –

ACCEPTER LE CHANGEMENT, SUSCITER LA CONFIANCE ET CROIRE À L'AVENIR

STRESS ET CHANGEMENT, L'EXEMPLE DE LA LOI EL KHOMRI*

La loi sur le travail cristallise les peurs de gauche et de droite, dans une société hostile à toute évolution. Une réaction quasi biologique.

Une partie importante de l'émotion et du stress provient des changements. L'échelle d'évaluation du stress la plus utilisée (de Holmes et Rahe) quantifie les changements familiaux, personnels, professionnels et financiers, dont la somme donne un score qui permet d'évaluer le risque d'avoir une maladie de 10 % à plus de 90 %. Le risque de mal supporter ces changements est lié à des variations individuelles dans la capacité à gérer le stress. Ainsi, l'échelle d'évaluation de Cohen et Williamson permet d'évaluer, en dix questions, la résistance au stress et d'établir un classement.

Ces scores peuvent être très certainement appliqués au niveau des sociétés. La nôtre est exposée à des changements perpétuels, générateurs potentiels de stress, et la mauvaise gestion que nous en faisons fait que nous sommes un pays perpétuellement déprimé. Les éléments de changement sont multiples, liés à la

* 19 mai 2016 – lepoint.fr.

mondialisation et à la facilité de se déplacer (en particulier la migration), à la longévité (qui entraîne des modifications de l'organisation sociale) ou encore à la technologie.

Peur des migrants ou des nouvelles technologies

D'une manière intéressante, les différents camps politiques expriment tous à leur manière une peur du changement dont la rationalité reste à démontrer. Les uns, plutôt à droite, craignent un flux migratoire important, alors que l'immigration actuelle est beaucoup plus faible que celle d'il y a trente ans, et que l'intégration des migrants se fait d'une manière parfaitement raisonnable. À l'inverse, les inquiets de gauche et les écologistes ont peur des nouvelles technologies, et l'une des expressions de cette inquiétude est le principe de précaution, que la sagesse d'une société non stressée devrait remplacer par un principe de vigilance, avec la mise au point de méthodes permettant de détecter des phénomènes anormaux nouveaux.

L'actuelle loi sur le travail arrive à réunir d'une manière exceptionnelle les peurs de gauche et les peurs de droite ; l'une proteste parce que l'on n'en fait pas assez, l'autre parce qu'on en fait trop, ce qui amène à deux propositions de motion de censure ! Cela traduit bien la peur générale du changement, exprimée d'une façon opposée chez les uns et les autres (c'est trop, ou pas assez). De toute façon, il n'existe pas de bonnes lois qui ne fassent polémique. La plupart des lois qui ont fait consensus soit n'avaient aucun intérêt et n'entraînaient aucun changement, soit aucune voix n'osait protester contre elles, soit ceux qui les votaient ne les comprenaient pas !

Au final, plus les débats sont violents, dans une société qui supporte si mal les changements, plus ils génèrent de la peur. Un véritable cercle vicieux !

L'INSUPPORTABLE INCOHÉRENCE DU POLITIQUE*

Baupin, Cahuzac, Guéant... Quand les actes de la classe politique contredisent à ce point les discours, la distorsion devient intolérable.

Il est des événements qui suggèrent qu'une partie de la classe politique devrait commencer une psychanalyse, pour éviter d'afficher trop d'incohérence. En effet, les prises de position fermes, suivies de leur dénégation par les faits, créent un malaise persistant dans la société. Et certaines incohérences sont plus faciles à repérer aujourd'hui grâce à Internet qui n'oublie rien.

Cela pose un vrai problème de crédibilité. Et cette distorsion entre le discours (ou le rôle) politique et le comportement ressort souvent comme première cause d'amertume dans les prisons, où les petits bandits constatent la discordance entre leur condamnation et celles des élites pour les mêmes faits.

Ces dernières années, nous avons eu un ministre du Budget qui annonçait lutter contre la fraude fiscale avant d'être lui-même mis en cause dans plusieurs

* 19 mai 2016 – lepoint.fr.

affaires. Ou des ministres de l'Intérieur, censés être les garants de la loi, se servant de leur situation pour contrevenir à la loi ou tenter de punir ceux qui voudraient les sanctionner pour cela. Ainsi le récent excès de vitesse spectaculaire de Brice Hortefeux ou encore Claude Guéant, intraitable sur la lutte contre les vols commis par les gens du voyage, et reconnu coupable de « complicité de détournement de fonds publics et recel ». Incohérence pour le moins encore quand un député, membre d'un parti politique favorable aux mouvements féministes, qui va jusqu'à mettre du rouge à lèvres par solidarité avec la situation des femmes… se retrouve soupçonné de harcèlement sexuel

Appel à la retenue

On constate également cette propension à la discordance chez certains immigrés récents ou chez la deuxième génération, qui bâtissent une partie de leur visibilité politique sur la lutte… contre l'immigration ! D'autres, anciens gauchistes militants, deviennent de vieux râleurs vitupérant les jeunes qui se conduisent comme eux le faisaient quand ils avaient leur âge. Faudrait-il suggérer aux uns et aux autres de ne pas trop en rajouter publiquement ?

Un des éléments les plus spectaculaires dans l'inconstance du politique porte sur l'émigration et l'islam, avec ce discours de Jean-Marie Le Pen prononcé à l'Assemblée nationale en 1958. Il déclarait alors : « *J'affirme que dans la religion musulmane rien ne s'oppose, au point de vue moral, à faire du croyant ou du pratiquant musulman un citoyen français complet. Bien au contraire. Sur l'essentiel, ses préceptes sont les mêmes que ceux de la religion chrétienne, fondement de la civilisation occidentale. D'autre part, je ne crois pas qu'il existe plus de race algérienne qu'il n'existe de race française. [...] Dans une France conquérante, au lieu de leur dire comme nous le faisons maintenant : "Vous nous coûtez très cher, vous êtes un fardeau", disons-leur : "Nous avons besoin de vous. Vous êtes la jeunesse de la nation".* »

Un discours avec lequel, sans être, comme le pape, un « islamo-gauchiste » – terme créé pour tenter de déstabiliser ceux qui ne hurlent pas avec les loups –, je suis parfaitement d'accord !

QUELQUES SIGNES PROMETTEURS

Plus riches et plus intelligents…*

Trois études nous donnent des raisons d'être optimistes.

C'est un paradoxe. Les temps les plus difficiles de notre histoire s'accompagnaient d'un optimisme que moquaient d'ailleurs les philosophes et les artistes. Ainsi Voltaire, dans *Candide*, décrivait le savant Pangloss comme un benêt qui clamait : *« Tout est pour le mieux dans le meilleur des mondes. »* Avant la Seconde Guerre mondiale, en 1935, Ray Ventura chantait « *Tout va très bien, madame la marquise* », qui illustrait l'aveuglement de la société d'alors face à la montée du nazisme. Notre époque, à l'inverse, fait preuve d'un pessimisme noir que ne justifient pas les données disponibles. Trois exemples sont frappants : la progression de l'espérance de vie, l'évolution de l'intelligence mesurée par le QI et l'augmentation de la richesse mondiale.

En ce qui concerne l'espérance de vie, elle a progressé de six ans par personne depuis 1990, et ce dans tous les pays, y compris les plus pauvres, à l'exception

* 16 juillet 2015 – *Le Point* n° 2236.

de l'Afrique australe ravagée par le sida. Cela n'empêche pas les prophètes de malheur de terrifier les populations avec les risques dus à la pollution, aux nouvelles épidémies et au réchauffement planétaire. Le vrai problème concernerait plutôt les modifications sociales nécessaires face au vieillissement de la population !

L'intelligence mesurée par le QI ne cesse d'augmenter depuis que le test a été créé en 1930. Le QI moyen d'une population à un instant donné est par définition de 100, et l'analyse des tests pratiqués aux États-Unis en 1932 a montré que ce QI avait progressé de 25 % en quatre-vingts ans. On ne connaît pas la raison de cette amélioration, mais un progrès du trio alimentation, santé et éducation joue un rôle certain. Malgré cela, une étude a récemment alerté les populations sur la décroissance du QI des enfants dont les mamans sont exposées, au cours de leur grossesse, au-delà de taux considérés comme dangereux, à des phtalates, ces substances chimiques utilisées dans les emballages alimentaires. Cette étude est biaisée en raison du niveau extrêmement défavorisé de la population ciblée, mais elle reflète notre propension à nous faire peur.

Enfin, la mondialisation est l'objet de toutes les rancœurs, de Piketty à Zemmour. Pourtant, la richesse mondiale mesurée par le PIB a été multipliée par trois depuis 1990 ! Avec, en corollaire, une diminution du nombre de personnes souffrant de la faim malgré l'augmentation générale de la population. Le grand problème est plus l'excès alimentaire dans les pays riches, qui entraîne une épidémie d'obésité. Nos angoisses sont déconnectées des évolutions de fond. Les difficultés économiques de notre pays sont bien réelles, mais le désespoir est-il nécessaire ?

Racisme : une évolution attendue*

Les Français n'ont jamais été aussi tolérants et ouverts à la diversité. À rebours de certains discours et de la montée de l'extrême droite…

Selon une étude récente, la France est de plus en plus tolérante, en dépit de la montée inexorable du Front national dans les urnes.

Une étude récente, publiée par la Commission nationale et consultative des droits de l'homme, montre que les Français sont de moins en moins racistes, antisémites et xénophobes et de plus en plus ouverts à la diversité. Un constat en discordance avec le discours de certains politiques ou intellectuels « conservateurs », et qui va à l'encontre des informations distillées par un grand nombre de médias (il suffit de taper « racisme actualités » sur Google pour s'en

* 10 mai 2016 – lepoint.fr.

rendre compte). Ce qui montre l'absence de sources fiables sur la question.

Les Français comprennent que le problème de l'intégration se règle naturellement. Il suffit d'observer : l'intégration se fait, et s'est toujours faite, sous nos yeux. Ainsi les dirigeants politiques (un ancien président de la République : Nicolas Sarkozy, un ancien Premier ministre : Édouard Balladur, l'actuel Premier ministre : Manuel Valls…), y compris ceux qui usent d'une rhétorique xénophobe, sont souvent issus d'une immigration récente. De même que les chroniqueurs les plus conservateurs.

Un problème dépassé

Ce phénomène pose d'ailleurs un problème de nature psychanalytique. Cette vision négative est en outre en totale contradiction avec le dynamisme et la réussite des femmes politiques entièrement ou partiellement d'origine nord-africaine, de droite (Rachida Dati) comme de gauche (Myriam El Khomri et Najat Vallaud-Belkacem). Il est d'ailleurs à noter que les jeunes femmes issues de l'immigration de l'Afrique du Nord affichent le plus fort taux de réussite scolaire (bien qu'il soit interdit de le quantifier de façon précise). Et, aux États-Unis, Donald Trump devrait se rappeler, avant de refuser l'afflux de nouveaux migrants syriens, que le père de Steve Jobs, le créateur d'Apple, était un immigré syrien…

Il serait temps qu'une partie des médias et des hommes politiques se rendent compte qu'ils sont en train – comme d'habitude – de s'intéresser à un problème qui est maintenant dépassé. Rappelons la popularité des acteurs issus de l'immigration (Omar Sy…), des chanteurs (J. J. Goldman…), des anciens sportifs à succès (Yannick Noah, Zinédine Zidane…), des champions actuels à peau foncée (Teddy Riner, Gaël Monfils…). Le populisme ne contribuera pas à crédibiliser les manipulateurs !

Marseille : un exemple d'adaptation*

« Marseille, tais-toi, Marseille, tu cries trop fort[1] »
(Barbara)

Marseille a toujours été douée pour les débuts. J'ai une foi très modeste dans les prédictions, mais je suis très optimiste quant à la capacité d'innovation de cette ville, qui s'est sans cesse adaptée aux situations nouvelles. Marseille a toujours eu plus de problèmes avec les grandes organisations qu'avec les initiatives individuelles. Sa force, c'est son esprit aventureux,

* 3 décembre 2015 – *Le Point* n° 2256.

1. *Tais-toi Marseille.* Paroles : Maurice Vidalin. Musique : Jacques Datin. Éditeurs : Warner Chappell Music France.

audacieux, pionnier, qu'elle puise dans son histoire et sa géographie.

Mère de toutes les villes françaises du littoral méditerranéen, cette cité-État créée par des migrants grecs d'Asie Mineure a toujours dû lutter contre les Empires et les États envahissants. Rome a fondé et développé Aix et Arles pour punir Marseille la rebelle, qui était fidèle à Pompée. Louis XIV a tourné les canons du port contre la ville pour la maîtriser. L'obtention d'une première faculté à la fin du XIXe siècle a été l'objet d'un combat homérique contre Montpellier et Aix.

Marseille a une attitude vis-à-vis de la loi qui lui est particulière. Les rapports entre humains sont privilégiés par rapport à la rigueur juridique. Marseille la rebelle, c'est aussi Marseille la résistante, Marseille la protectrice des juifs pendant la guerre, Marseille en partie détruite par un préfet français (René Bousquet) aux ordres des Allemands et libérée par un aristocrate (le général de Monsabert) à la tête de soldats algériens et marocains.

Sas européen des migrations du Sud et de l'Est, la ville a subi de nombreuses épidémies. Le premier enseignement moderne de Marseille a été celui de la médecine coloniale, et ce n'est pas un hasard si elle abrite un des plus vastes projets mondiaux de recherche et d'intégration des soins en maladies infectieuses et contagieuses. Grande ville corse, comorienne, arménienne, la cité phocéenne a accueilli 100 000 juifs, 180 000 personnes d'origine maghrébine, auxquels s'ajoutent les descendants des Italiens et des Espagnols qui ont immigré deux générations plus tôt. C'est un vrai creuset qui pulse la créativité et c'est une leçon que Marseille peut donner au monde.

La révolution architecturale est aussi passée par Marseille, avec le conflit entre Fernand Pouillon, premier maître de l'architecture postmoderne (à qui l'on doit la reconstruction du Vieux-Port) et Le Corbusier, qui a malheureusement « inspiré » Marseille pendant les Trente Glorieuses. La ville s'est alors couverte de cités et d'immeubles gris et tristes dont on vantait la fonctionnalité. Le plus grand problème de Marseille, actuellement, c'est de devoir gérer les conséquences de cette architecture sans style, de ces tentatives de créer des cités qui, au lieu d'être « radieuses », sont devenues atroces. Fort heureusement, l'architecture renaît, en particulier grâce à l'ouverture des chantiers d'Euroméditerranée. Le littoral, qui était en ruine, se couvre de bâtiments tous plus originaux, tous plus étonnants les uns que les autres. Le Mucem, magnifique édifice postmoderne, est venu couronner cette renaissance avec un des plus beaux musées du monde. Au cœur du CHU de la Timone et aussi de la faculté, trois bâtiments ont vu le jour ces quatre dernières années. Chacun de style différent, chacun illustrant les audaces de l'architecture contemporaine.

En pratique, pour moi, Marseille est donc la ville la plus moderne de France, vivante, désordonnée, active, sale, joyeuse, bruyante. Elle a un équivalent dans le Nouveau Monde : New York.

TABLE DES MATIÈRES

Composition et mise en pages
Nord Compo à Villeneuve-d'Ascq

M. Odile Laymaud

Imprimé en Espagne
Dépôt légal : novembre 2020
N° d'impression : 01
ISBN : 979-10-22404-60-0
POC 0309